做水嫩女人，开启调养新生活

爱自己的女人会调养

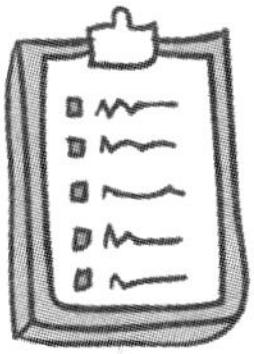

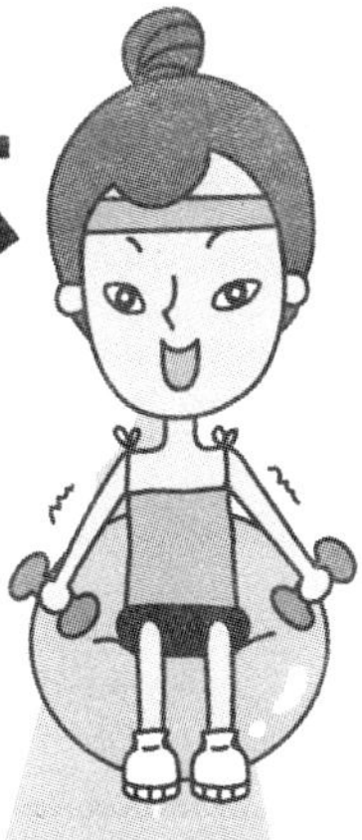

活得健康活得好，滋补调养少不了

< << <<< <<

一本为女人的健康忧心的书，
学会“调”养自己的身体，
只有增强对身体的自信，
才能不惹病，少生病，病来了也不怕。

>> >>> >> >

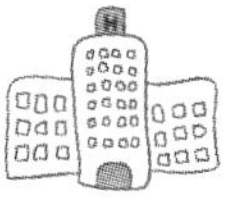

姜丽娟 ◎ 编著
编委：李璟 杨建宇

对抗衰老，挑战逆龄
掌握不生病的小智慧

江苏凤凰科学技术出版社

图书在版编目（CIP）数据

爱自己的女人会调养 / 姜丽娟编著 . -- 南京 : 江苏凤凰科学技术出版社 , 2015.11
ISBN 978-7-5537-5649-3

Ⅰ . ①爱… Ⅱ . ①姜… Ⅲ . ①女性—养生（中医）Ⅳ . ① R212

中国版本图书馆 CIP 数据核字 (2015) 第 262802 号

爱自己的女人会调养

编　　者	姜丽娟
责任编辑	刘　强　孙连民
责任校对	郝慧华
责任监制	曹叶平　方　晨
出版发行	凤凰出版传媒股份有限公司 江苏科学技术出版社
出版社地址	南京市湖南路 1 号 A 楼，邮编：210009
出版社网址	http://www.pspress.cn
印　　刷	北京建泰印刷有限公司
开　　本	880mm × 1230mm　1/32
印　　张	9
字　　数	150 千字
版　　次	2016 年 1 月第 1 版
印　　次	2016 年 1 月第 1 次印刷
标准书号	ISBN 978-7-5537-5649-3
定　　价	28.00 元

前言

我们常听说“女人如花”，诚然！女人们有的如玫瑰般热情奔放；有的如水仙般温婉多情；有的如雏菊般天真烂漫；有的如罂粟般神秘诱人……每每看到形容女人的美好词汇，就仿佛有双十年华的女子于眼前娉婷而立，美目盼兮、巧笑倩兮，令人心醉不已。

不可否认，人是感官动物，尤其是受视觉系流支配的感官动物。女人的美让男人赏心悦目，甚至神魂颠倒。从妲己到褒姒，从武媚娘到陈圆圆，女人的美竟有着足以颠覆王朝命运、改写历史的巨大力量。目前，网络上也流行一句：这是一个看脸的世界。这个“脸”即是外表的美丽。因此，很多女人把外在的美丽当成一种骄傲，一种资本，甚至作为人生成功的寄托。

遗憾的是，纵使如花美眷，终敌不过似水流年！时间，是每个女人的大敌；衰老，是每个女人都逃不脱的宿命。除了美丽的容颜不再，时间带给女人的还有各种恼人的疾病。尤其是过了三十岁，各种疾病就爱找上门了。

面对岁月的侵袭，如花的女人们该何去何从呢？这就要求女人真正懂得爱自己。

真正爱自己的女人，不会仅仅停留在购买时髦的衣服、名牌包包和化精致的妆容等外在层次上。她应该知道如何善待自己、照顾自己，通过科学的营养、运动和休息，让自己的弹性肌肤、优美体态和健康活力持久不变。因为，强大的内心、强健的体魄、健康的生活方式是女人保持美丽的三大法宝。这样的女人，即使在20岁时不够惊艳，但随着时光的流逝，她会在同龄人中绽放出过人的风华。

基于此，我们编写了《爱自己的女人会调养》一书，从理论和实际操作上为女性的身体调理和保养提供一些指导。也期望爱美的你，从现在开始，真正爱自己善待自己，善待身体，注重养生，用健康来为美丽保驾护航。

目录

第一章　做个气血充盈的自然美人 / 1

气血“活跃”，青春永驻 ………………………… 3

女人养血，重在调经 ………………………… 5

贫血致“少性”，补血很重要 ………………………… 7

身体虚弱，面色不佳 ………………………… 8

必不可少的子宫养护 ………………………… 10

告别血虚，其实没那么难 ………………………… 15

第二章　用食物呵护女人的美丽 / 19

科学早餐，健体美颜 ………………………… 21

三大错误的晚餐方式 ………………………… 26

吃夜宵，可是有讲究的 ………………………… 44

精选快餐，保证营养均衡 ………………………… 47

夏日出游，饮食要谨慎 ………………………… 50

维生素，你需要补充吗 ………………………… 53

治贫血，大枣和红糖靠谱吗 ………………………… 58

喝茶会让女人营养不良吗 …………………………… 63
对咖啡说 NO ……………………………………… 73
柠檬水中藏着几个误区 ……………………………… 76
经常吃南瓜，润肤排毒效果好 ……………………… 80
一天吃三枣，青春永不老 …………………………… 81
养乳豆浆，天天养乳房 ……………………………… 83

第三章　晚上睡得好，白天精神好 / 85

晚上睡得香，八十高龄仍年轻 ……………………… 87
安静地睡个好觉就可以了 …………………………… 92
不妨每天积累 30 分钟的睡眠………………………… 94
选择一个舒服的睡姿 ………………………………… 96
中午小睡，滋养妙方 ………………………………… 99
勇敢地向睡眠宣战……………………………………… 100
克服失眠，一觉睡到天亮……………………………… 103
特殊时期，特殊的睡眠………………………………… 105

第四章　有氧运动，健康的排毒养颜法 / 109

走路，女人的天然补药………………………………… 111
慢跑，不病不老有奇效………………………………… 115

10 种办公室健身术 …………………………………… 118
健胸操，让你昂首挺胸…………………………………… 120
经常游泳，身材苗条又性感……………………………… 124
骑车——女人最佳的健身方式…………………………… 126

第五章　好习惯，随行的美容助手 / 129

习惯，居然可以改变基因………………………………… 131
警惕不良习惯引来烦人的疾病…………………………… 133
吃饭八分饱，美容养生之道……………………………… 136
注意养生保健中的 5 个“不能等” ……………………… 138
牙齿越剔越稀，耳朵常掏易聋…………………………… 140
让你的生活节奏慢下来…………………………………… 144

第六章　调养经络，让女人充满魔力 / 147

神奇的人体经络…………………………………………… 149
天天推拿，赛过补人参…………………………………… 151
调好经络，留住美丽秀发………………………………… 153
三步按摩，让你“挺”起来 ……………………………… 154
科学按摩，成就你的纤纤玉臂…………………………… 155
按摩腹部，告别难看的水桶腰…………………………… 156

正确按揉穴位，痛经不再来扰…………………………… 158
巧妙按摩，赶走可恶的闭经…………………………… 159
足部按摩，有效防治心脏病…………………………… 161
常搓脚心，提高人体免疫力…………………………… 163
经络按摩，便秘痛苦消失了…………………………… 164

第七章 花花草草，养出芳香美人 / 169

芳香精油，你知道吗…………………………………… 171
日常巧用精油芳香疗法………………………………… 173
香熏，不仅美颜，还润肤……………………………… 177
精油疗法，治疗月经不调……………………………… 182
植物精油，帮你清除体内毒素………………………… 183
芳香疗法，赶跑令人不爽的感冒……………………… 185
使用芳香精油，警惕这 4 个误区……………………… 188
SPA 按摩法，瘦腹塑臀不含糊………………………… 191
最适合女性的植物油…………………………………… 194

第八章 家有中草药，养颜拒百病 / 201

选对中药，防治各类妇科病…………………………… 203
利用中药，治疗乳腺增生……………………………… 206

单味中药，养颜排毒效果好………………………… 210
大黄——中医中的瑰宝………………………………… 213
阿胶补血，美容养颜很神奇………………………… 215
用中药调治卵巢早衰……………………………………… 219

第九章　特殊人群，用心呵护 / 223

孕前保养方——泡脚、按揉双足的反射区……………… 225
养好乳腺，防止乳房出问题………………………… 228
熏洗法，有效调理产后缺乳………………………… 230
你不用再为妊娠斑担忧了……………………………… 231
急性乳腺炎，如何应对最明智………………………… 232

第十章　内因决定外貌，养颜必先养心 / 235

心情不美丽，容貌也要打折…………………………… 237
喜怒哀乐里的美丽秘密………………………………… 238
坏情绪招来皱纹多多……………………………………… 242
情绪不好，痘痘也来找麻烦………………………… 244
多愁善感早生华发………………………………………… 248
暴脾气让你变身“黑面神”　……………………… 251
烦躁惹来大大的熊猫眼………………………………… 254

情绪紧张也会招惹疾病…………………………………… 257
爱笑的女人最美丽………………………………………… 259
宽容是一种财富…………………………………………… 262
无论曾经如何，请学会感恩……………………………… 264
请与生活和解……………………………………………… 268
让青春为你停留…………………………………………… 272

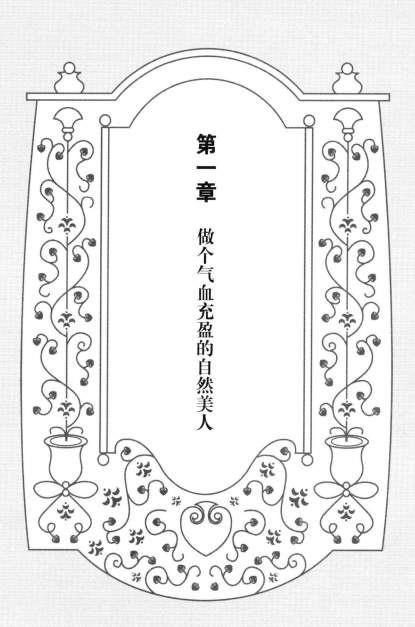

第一章

做个气血充盈的自然美人

气血“活跃”，青春永驻

气色好与皮肤娇嫩是青春的重要标志。十七八岁的女孩，脸蛋都是红扑扑的，好像一个红苹果，皮肤嫩嫩的，似乎能掐出水来。这个年纪的女孩不仅气色很好，而且给人一种青春洋溢、活力四射的感觉。

为什么这么大的女孩会有如此好的气色呢？用中医的话来说，只有四个字——气血充盈。气血十分充足，而且能够流动，因为流动的气血可以产生无限的活力与美。

中医认为：“所以得全性命者，气与血也。血气者，乃人身之根本乎！”也就是说，气血是人之根本。中医里还有“气为血之帅，血为气之母”的说法，其中的“气为血之帅”，指的就是气可以生血，可以行血，可以摄血。气若旺，血则充，气若虚，血则少；气若行，血则行，气若滞，血则瘀。如果仅有血而没有气的推动，那么血就会凝而不行，成为瘀血；仅有气而没有血的运载，那么气就会无依无靠，变得涣散而不收。因此，气血不仅要充盈，而且还应该保持流动。

《黄帝内经》中记载：“动以养形，静以养神，动静结合才能形与神俱，而尽终其天年。”《黄帝内经·素问·上古天真论》中也讲到了“动以养形”，指的就是运动可以使得人体气血保持充盈，百脉保持通畅，可以促使人体之气增强，使之时刻保持畅通，没有任何阻碍，从而促使人体抵抗疾病的能力得以提升，最终达到强身健体、延年益寿的目的。那么，应选择什么样的健身运动方法呢？答案为：以“形劳而不倦”作为准则。动和静结合，才能对人体健康有利。

“静以养神”指的是让心情保持宁静而专一，这样可以协调脏腑之气机，令真气保持充盈，身体强壮，没有任何的病痛。《黄帝内经》中有明确的记载：“静则神藏，躁则消亡。”这里的“静”是一个相对的概念，并非是指绝对的静止。心神适合安静，也就是“精神专一”，并不是不使用心神。如果完全丢弃心神，那么心神必定会变得颓废，进而退化。然而，凡事都有个度，如果心神动得太过，那么一定会引发疾病。心神应当保持宁静，并非不动，而是不可妄动，合理地运用心神，才能达到强神健脑的目的。

人体之精神情志会对人体的气血运行产生很大的影响。比如，人在生气时，气血就会向上冲，直至大脑与脸部，进而出现满脸通红的症状。精神对于人体气血的流动与运行是相当重要的，因此，我们应当让自己的心态保持平静，尽可能地避免情绪出现激烈的变化，不可大怒，不可大喜，也不可大悲；保持积极而乐观的情绪，凡事都往好的方向去想；如果出现不良情绪，那么及时而合理地进行宣泄是最明智的选择。

运动可以帮助气血保持通畅，促使血液时刻流通。散步、健身、游泳等运动是促使气血流动起来的最佳方法。需要注意的是，选择以运动来“活跃”气血，让青春永驻，那么就一定要坚持下去。只要气血充盈而“活跃”，美丽就不会远离你！

女人养血，重在调经

中医认为，女性调养身体，应当“以血为本”，唯有气血保持充足，才会促使头发变得柔软而有光泽，肌肤娇嫩，面容靓丽。特别是嘴唇与面部都是统率诸阴经以及生殖的“任脉”循行的地方，面色的好坏，更是和任脉的气血情况有着直接的关系。所以，女子调养身体、美容养颜的重点在于养血，而养血的重点在于调经。

女子从10～19岁开始，每个月一般都要排出60～100毫升的经血，在女性的一生中，可能要排出25 000毫升以上的经血。大部分女性朋友都会经历怀孕、产子、哺乳等过程，而这些都和“血”有着解不开的“缘分”。即便女性朋友处于正常状态下，与男性相比，其血液中的红细胞及血红蛋白也要低一些，仅仅为男性的80%。如果不擅长调理养血，那么很容易出现各种血虚症状，比如，脸色暗黄、嘴唇苍白、指甲变形、皮肤发涩、头发干枯、失眠心悸等。严重者会由于身体各个器官与组织的功能减弱，而过早地出现皱纹、白发，甚至呈现出“佝偻”之态。因此，养护女性的美丽容颜，应当将养血作为第一要务。

女性养血的重点在于调经。对平常月经量太多的女性朋友来说，最明智的选择是及早前往正规的医院就诊，在医生的指导下进行治疗。比如，服用一些对调经养血有独特功效的中成药，如人参养荣丸、女金丹、乌鸡白凤丸、八珍益母丸等。

另外，三阴交穴位于两足内踝上 3 寸、胫骨内侧后缘，这是脾、肝、肾三条阴经经脉交会的地方，也是调经养血比较常用的特效穴位。用手指轻轻地点按三阴交穴，促使其产生酸胀的感觉，可以对月经不调、功能性子宫出血以及痛经等疾病起到辅助治疗的效果。如果女性朋友的体质偏虚寒，那么也可以用艾条，对准穴位进行悬灸，每次悬灸的时间为 10 ~ 15 分钟，以局部感到温热为宜。长时间坚持下去，具有强身健体、美容养颜的功效。

在日常生活中，女性朋友应当怎样养血调经呢？

第一，要有规律地生活。

女性朋友在平常要多注意劳逸结合；保持充足的睡眠；保持积极乐观的情绪，不要悲秋伤春、多愁善感；要注意保暖，不要贪恋一时之凉，特别是在月经来潮时；不吸烟，少喝酒与浓茶；积极进行体育锻炼，多去户外活动等。

青年女性应当经常使用冷水或者温水洗脸，以便加强耐寒锻炼；在寒冷的冬季，每次从外面回到家中，要及时用热水洗洗脸，可以利用温湿毛巾蒙住脸，让蒸汽湿润整个脸，以便促进面部的血液循环。

第二，加强饮食调理。

女性朋友千万不要为了追求苗条的身材而盲目地节食，使得膳食营养失衡，从而对健康造成不良的影响。女性朋友要保证饮食合理而富有营养，平常要多吃含有丰富蛋白质与维生素 C的食物，并且适当地补充一些铁剂。经常吃西红柿与维生素 C 含量比较多的山楂、鲜枣与橘子等，可以对面部黑色素的形成起到抑制作用，并且促使沉着的色素消退，让你的面部白皙靓丽。

此外，女性朋友还可以用阿胶红糖糯米粥、莲子桂圆汤、桑葚菠菜粳米粥等药膳进行调补，用以补血养血，从而使青春永驻。

贫血致“少性”，补血很重要

在寒风凛冽的冬季，不少女性朋友的手脚都是冰凉的。尽管这可能与她们自身的气血循环较差有关，但实际上这还与贫血有着极大的关系。我们都知道，女性朋友的健康是需要依靠气血运行来滋养的，一旦女性朋友出现缺血、贫血，那么就会导致身体某些器官组织的功能衰弱，甚至还可能出现性欲下降的现象。

缺铁性贫血属于一种非常常见的贫血，特别是处于生育期的女性与孕妇最容易出现这种症状。如果女性朋友长时间患缺铁性贫血，那么就会出现一个十分普遍的现象——性欲减退。专家表示，由于人体血液中的铁元素会对上皮细胞的营养状况产生影响，缺铁性贫血的女性患者的阴道与外阴黏膜非常容易出现萎缩的状态，在与爱人进行欢爱的时候，就会有不舒服甚至疼痛的感觉。

此外，贫血之人在进行运动的时候，非常容易缺氧，所以在进行房事这一类比较剧烈活动的时候，贫血严重的患者就会出现力不从心的现象。于是，原本美好的性生活逐渐成为一种令人不想忍受的负担。

如果女性朋友出现了非常明显的贫血症状，那么就不要勉强自己与爱人过性生活，不然的话，很容易促使病情加重，进而致使性冷淡更加严重。如果女性朋友的贫血症状并不是很严重，那么在与爱人进行性生活的时候，应注重性技巧，比如，与爱人之间爱抚的时间可以稍微长点，动作应当缓和一些，性爱的时间也不要太长。

如果是育龄女性遭遇贫血的麻烦，那么就应当及时地进行治疗。当体内的血红蛋白处于 100 克/升以下的时候，就应当及时服用一些铁剂与增强营养补充，尽可能快地促使病情得以改善，以便阻止出现持续性性冷淡，给身体健康和精神健康造成不良影响。

身体虚弱，面色不佳

对 20 岁左右的女性来说，其身体大多都是“铁打”的，晚上熬个夜什么的，根本就不在话下。然而，随着时间的推移，很多女性原本“铁打”的身体，不知道怎么突然就变得好像豆腐做的似的，十分脆弱。

于是，女人们经常面色不佳，身体也十分虚弱，稍微有点儿风吹草动就惹上感冒的麻烦，有时候还会莫名其妙地就落入病魔的手掌之中；体力远远不如从前，只要晚上睡得晚一些，就需要花费好几天的时间才能彻底地恢复过来；浑身上下常常

饮食不良使子宫更易患病

中医认为，肾为先天之气，源于父母，而后天之本则是由饮食而来，脾胃主管人体一切饮食的消化、吸收以及运输水分、养分的工作，脾胃相互配合，才能顺利地将消化吸收与运输营养的工作完成。

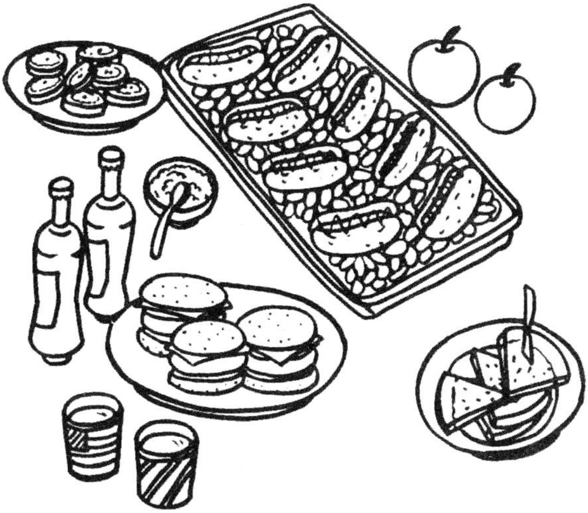

胃主管吸收与初步消化；脾负责运化，统管血流，掌控四肢及肌肉，把多出来的水分运送到肺与肾，最后再通过肺与肾的作用，将转化成的汗与尿液从体内排出去。

运化水谷精华及水湿是脾的主要作用，也就是吃进人体的食物，经过脾胃消化和吸收后，会转变成营养的精华。因此，脾是血液的来源，又主统血；如果胃中的营养物质处于旺盛状态，而脾施行运化之职责，气血又很充足，继而下注冲任经脉，血就能下注入胞宫（子宫），这就是女性的月经。

此外，脾胃为后天之本，气血生化之源。人们将食物摄入体内后，才可以转化成气血，然后再变成经血，所以女性的子宫需要适量的营养，以便使每月的生理周期维持下去。如果女性由于爱吃冷食或油腻、煎炸的食物，而将脾的运化功能打乱，甚至由于太过疲劳、思虑过度等，对脾胃功能造成伤害，继而就可能会对月经周期造成不良影响，促使子宫患上某种疾病。

心神受损造成气血两失

中医认为，心为脏腑中至关重要的器官。心有两大生理功能：第一，行血，运送营养物质，使五脏六腑、四肢等都获得充足的营养；第二，生血，不断地补充人体中的血液。胃肠消化、吸收的精华，经过运化之后，养分会运送到心肺，并且注入心脏，然后转化为血液。中医认为，心主神志，管理着大脑记忆、精神、思考以及睡眠等。

小肠的具体位置在腹腔，作用为进一步消化食物，吸收营养精华，然后将废物排出去。心的阳气下降到小肠中，协助小肠对精华或者废物进行分辨。如果心火旺盛，那么小肠就会过燥。

“心主血，充于血脉；肺主气，宣布于全身。女子以阴血为至，胞脉属心而络于胞中。”心主血脉的作用，将会对女性的生理活动与病理互动造成直接或者间接的影响。只有心神通畅，心阳之气下降，心血下交到胞中，月经才会如期而至。

心与月经之间的关系，主要包括两方面——心主血脉与心主神志：第一，心参与产生血液；第二，心气推动着血液向前运行，即血液循环。水谷精气滋养心的时候，心会将一些精气输送到血脉，以便促使气血得以正常运行。

女性之所以出现月经失调，大多是由于思虑过度导致心脾受损所致。脾虚则化源不足，冲任失养；心气不足，不能奉心而化赤为血，导致形体慢慢消瘦，月经量减少，甚至造成闭经。

正是因为心外与“血之府”的脉管相合，内为血液运行的动力，所以，全身各处的器官与组织可以及时地获得心血的滋养，从而促使各种生命活动保持正常。如果心处于正常状态，那么子宫就会得到滋养；倘若心功能不好，那么就会对血液以及神志的功能造成不良影响。

告别血虚，其实没那么难

拥有健康的身体、青春的活力，是每个女性朋友永远追求的目标；苗条的身材、娇美的容颜是每个女性朋友一生的梦想。然而，在现实生活中，由于各种各样的原因，致使不少女性都没有办法完成心中的目标与梦想，其中，血虚便是最大的敌人。一旦女性朋友被血虚困扰，那么，用不了多久就会出现面色苍白、浑身无力、失眠心悸等，即便再好的化妆品也没有办法遮挡住憔悴的容颜，与此同时，还会给病魔一个乘虚而入的机会，导致身体健康遭受威胁。

那么，是什么原因使得女性朋友出现血虚的呢？

第一，失血过多。女性朋友由于受外伤而失血过多，造成血虚症；由于月经太多而导致血虚症；由于其他慢性失血而引发血虚症。

第二，饮食不节。由于饥饱不调、暴饮暴食、挑食偏食及营养不均衡等原因，都可能致使脾胃受到损伤，使得气血来源不充足，进而造成血虚。

第三，慢性消耗。经常过度劳累、大病或长时间生病容易消耗气血，损伤精气，进而导致气虚血亏；过于劳心容易消耗阴血，导致心血亏虚等，进而引发血虚症。

对血虚体质女性朋友来说，补血养血与益气生血是其养生的宗旨。具体做法如下：

第一，不能过度劳心。人体的血液循环和心有着很大的关系，大脑需要依靠心脏持续不停地供给血液，如果过度地思虑，就会消耗损伤心血。因此女性朋友，尤其是处于老年期的女性不宜过度用脑。只要感到自己的大脑出现疲劳状态时，那么就应当调节一下，要么观赏一会儿美丽的风景，要么欣赏一下花鸟鱼虫，当然，你也可以选择其他放松方式。这样一来，就能保持心情愉悦，精神振奋，就会快速地将疲劳消除。

第二，注意饮食调养。在日常饮食中，女性朋友应当多吃一些具有补血养血作用的食物，比如，胡萝卜、菠菜、猪肉、羊肉、羊肝、甲鱼、荔枝、松子、桑葚及海参等。

第三，增强精神修养。血虚之人经常表现出精神恍惚、失眠多梦、注意力不集中等症状，所以，应当注意振奋精神。当女性朋友感到烦闷不安、心绪难宁的时候，不妨听一段音乐，看看幽默剧，以此来振奋自己的精神，从而达到排解忧愁的目的。

第四，积极参加体育锻炼。女性朋友步入中老年期之后，可能会这儿痛或者那儿痒的情况，而导致这一现象的一个非常重要的原因就血不够用，血虚会让中老年女性小病痛不断。所以，年老女性应当积极地参加体育锻炼。不过，需要注意的是，中老年女性在运动的过程中，要控制好运动量，不宜运动过度。运动项目也应该选择一些“温柔”的，比如，太极拳、气功等。

第五，配合药物进行治疗。患有血虚症的女性朋友可以适当地服用四物汤、当归补血汤等。如果气血两虚，那么既要补气，又需补血，就应当喝十全大补汤或者八珍汤等。

患血虚症的人禁止吃下面的食物：

第一，荸荠。据《本经逢原》记载：“荸荠兼耗营血，故孕妇血竭忌之。”因此，血虚之人不适合食用荸荠。

第二，大蒜。大蒜是一种辛辣且具有很强刺激性的食物，如果经常食用或过多地食用，很容易动火耗血。《本草经疏》中明确指出：“气虚血虚之人，切勿沾唇。”因此，凡是患有血虚症的人不适合食用大蒜。

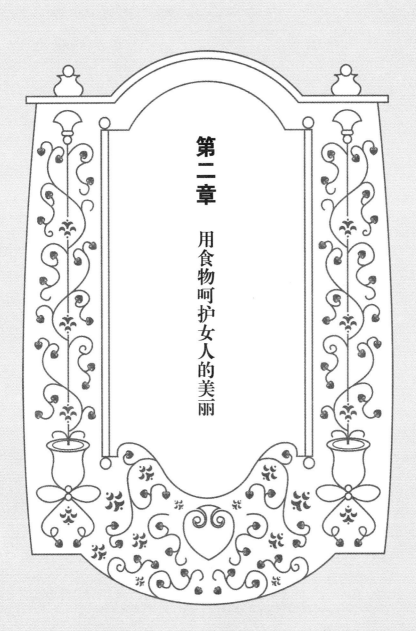

第二章

用食物呵护女人的美丽

科学早餐，健体美颜

对不少上班族女性而言，早餐都是一个令人烦恼的问题。由于早晨时间比较紧张，往往会草草解决早餐或者不吃早餐。但是，早餐质量太差或者不吃早餐，到了上午 10 点左右时，就会感觉肚子饿，精神萎靡，中午食欲过于旺盛而暴饮暴食，到了晚上，大多数女性可能会因为疲惫懒得做饭了，随便吃点零食或油腻的饭菜充饥。久而久之，女性朋友的身体就可能会出现问题。

改变这种状况的开始，就是每天早晨吃一顿丰富美味且满足身体需求的早餐。不过，一说早餐，很多人的脑海中就会浮现出某些固定的套路。要么是牛奶、面包，要么是油条、豆浆，要么是包子、馄饨等，几乎没有什么新鲜的花样了。即使热爱健康之人，大多数也只是选择牛奶加上早餐麦片罢了。

实际上，早餐并非必须这样吃。只要是科学而营养全面的，早餐的吃法可以花样百出。传统的早餐，不一定能做到营养均衡；而“奇怪”的吃法，也不一定会营养失衡。所谓营养全面，指的是食物的类别应当全面，最好可以有四大类食物。

首先，不可缺少淀粉类主食，其中包括各种各样的粮食，比如，面食、小米、大麦等；或者是含有丰富淀粉的豆类，比如，绿豆、红豆、豌豆及芸豆等；也能是含有丰富淀粉的薯类，比如，甘薯、马铃薯、芋头等。淀粉类主食不仅是早餐能量的主要来源，而且还可以很好地保护人的胃肠。不管是面包、烧饼、烤馒头片、煎饼、面条、包子、绿豆粥，还是燕麦片、烤土豆等，它们都含有淀粉，因此，均可作为早餐的主食。

其次，肉类、奶类、蛋类与豆类，至少要有一种，若是有两种就更好了。它们不但可以为人体提供足够的蛋白质，而且可以促使胃的排空速度延缓，让吃完饭的饱感延续下去，直至中午 12 点。举个例子来说，面包与馒头的消化速度特别快，但若与牛奶、豆浆搭配，就会好很多；单纯地吃泡饭、米粥，吃饱后不久就可能产生饥饿感，但若配上鸡蛋、豆制品及熟肉等，那么就不太容易饿。

再次，至少有一种蔬菜、水果。在传统早餐中，基本上不会有什么水果与蔬菜，膳食纤维数量不足，维生素 C 的量也不够，而且缺乏矿物质。尽管早晨的时间比较紧张，但是吃一些凉拌蔬菜或者焯拌蔬菜，抑或是在煮汤面之时，添加一些蔬菜，再吃一个水果，并不需要多长的时间。

倘若想让早餐的阵容更加豪华一些，那么，适当地吃些核桃、芝麻、花生等坚果或者种子也是非常不错的选择。这些果仁与种子不但拥有香美的口感，而且还含有丰富的维生素 E 及多种矿物质，有的甚至还具有降低心血管疾病患病率的功效。我们都知道，晚上吃果仁或者瓜子，很容易过量而导致肥胖，但早餐就不一样了，几乎没有人会多吃。只需要一汤匙的果仁或瓜子（去壳后），早餐的口感与满足感就会得到很大的提升，而且对身体有益。

这种看起来很“高端”的早餐，做起来难吗？答案是否定的。

科学的早餐最为关键的是如何利用时间，而不少准备工作实际上是可以在前一天晚上进行的。比如，馒头、素包子、豆沙包等都能提前买回来，或者自己一下做很多，然后按照一天吃的量分开进行包装，再将其放入冰箱的冷冻室中。第二天早上起床后拿出一包，放到微波炉里进行化冻，或者直接放入蒸锅中蒸几分钟即可。

又比如，某些熟食或小菜也可以提前准备好。自己制作五香花生与五香黄豆等都不算太难，第二天早晨配上些许蔬菜就能作为配粥的开胃小菜吃。提前将卤鸡心、酱牛肉、茶叶蛋之类熟食做好或者买好，第二天早晨就能随时拿出来吃了。

有的女性朋友可能在吃早餐时，由于时间过于紧张或其他原因，没有能吃上水果与坚果的条件，也不用太纠结，因为你还有弥补的机会。比如在早晨出门去上班之前，你可以带上一个苹果或两个橘子，抑或是些许水果干与坚果仁，这是很容易做到的事。在路上吃掉这些东西，或进了办公室后，在 10 点左右时，将其作为上午的“点心”慢慢地享用。

亲爱的女性朋友，只要你能明白“早餐如进补”的道理，科学地食用早餐，你的身体就会棒棒的，容颜也不会因早餐不当而受损。

下面，我们为大家介绍一些科学营养又易于制作的早餐食谱。

燕麦枸杞粥

【食材】

燕麦30克，米100克，枸杞10克，糖3克。

【做法】

1. 将枸杞、燕麦洗净。

2. 将燕麦、米、枸杞一起加水煮30分钟至成粥。

3. 调入白糖，继续煮至糖融化即可。

【营养功效】

中医认为燕麦有补益脾肾、润肠止汗、止血的作用。燕麦含有多种酶类，即使在干粒状态时也有很强的活力，因此，不但能抑制人体老年斑的形成，而且具有延缓人体细胞衰老的作用，是老年心脑病患者的最佳保健食品。尤其重要的是，燕麦中丰富的可溶性纤维可促使胆酸排出体外、降低血液中胆固醇含量、减少高脂肪食物的摄取，也因可溶性纤维会吸收大量水分，容易有饱腹感，所以也是瘦身者节食的极佳选择。

豌豆豆腐粥

【食材】

豌豆50克，胡萝卜半条，新鲜豆腐400克，粳米100克，盐适量。

【做法】

1. 将所有材料洗净，胡萝卜、豆腐均切成丁。

2. 再将胡萝卜丁和豆腐丁放入沸水中稍焯。

3. 所有材料入锅中加适量水煮粥，至豌豆、胡萝卜彻底煮烂即可。

【营养功效】

豆腐除了食用价值很高以外，亦可用于食疗。如葱炖豆腐可治初期感冒，每日食 3 ~ 5 次；鲫鱼与豆腐共煮，可治麻疹出齐尚有余热者，也可用于下乳；葱煎豆腐可用于水肿膨胀；豆腐萝卜汤可用于痰火咳喘。豆腐含有丰富的植物雌激素，对防治骨质疏松症有良好的作用。

燕麦黑芝麻粥

【食材】

大米 150 克，燕麦片 50 克，黑芝麻 30 克，木糖醇（沙粒状）适量。

【做法】

1. 将燕麦片用水泡一下备用。

2. 将大米和黑芝麻煮成粥，出锅前放入燕麦片，再煮 5 分钟。

3. 最后放入适量木糖醇，拌匀即可。

【营养功效】

我国裸燕麦含粗蛋白质达 15.6%，脂肪 8.5%，还有淀粉以及磷、铁、钙等元素，与其他粮食相比，各项指标均名列前茅。燕麦中的 B 族维生素、烟酸、叶酸、泛酸都比较丰富，特别是维生素 E，每 100 克燕麦粉中高达 15 毫克。此外燕麦粉中还含有谷类食粮中均缺少的皂甙（可提高免疫力）。

荷叶粥减肥

【食材】

鲜荷叶 1 张（重约 200 克），粳米 100 克，白糖适量。

【做法】

1. 将米洗净，加水煮粥。

2. 临熟时将鲜荷叶洗净覆盖粥上，焖约 15 分钟。

3. 揭去荷叶，粥显淡绿色，再煮片刻即可。

4. 服时酌情加入白糖，随时可食。

【营养功效】

具有清暑、生津、止渴、降脂减肥之功效。

三大错误的晚餐方式

现代社会中，上班族常常会遇到加班到很晚，或者正常下班，却在回家的路上堵车很长时间的情况，这就将上班族买菜做饭的时间蚕食掉了。等到这些上班族回到家时，已经非常疲惫了。再加上各种晚餐饭局来袭，慢慢地将在家做饭的计划打乱。原本应当自己制作营养均衡的晚餐，现在却不得不放弃。面对这种质量不高的晚餐，很多女性朋友不知道应该怎么办。

其实，关于晚餐的麻烦，大体上可以分成三种情况，每种情况的应对方法有所不同。

第一种情况是工作过于繁忙，女性朋友非常疲惫，以至于没有精力好好地做晚餐，要么选择外卖、吃快餐，要么利用速冻食品或肉类熟食等凑合吃一顿。

通常，我们买菜做饭需要大约一小时的时间。当感觉十分疲惫、饥肠辘辘的时候，总是想立即吃到食物，基本上没有毅力饿着肚子再去买菜，然后择菜、洗菜，最后烹调好出锅。因此，一般来说，工作越辛苦，对食物的欲望就越强烈，而晚餐的质量也就越差。因为只要是能立即放到嘴中的加工食品，大多都属于高精白淀粉、高脂肪、低膳食纤维的食物。即使在快餐店中吃上一顿看上去非常丰富的套餐，大多数也是蔬菜严重不足的，无粗粮、豆类或薯类，缺乏膳食纤维的食物。

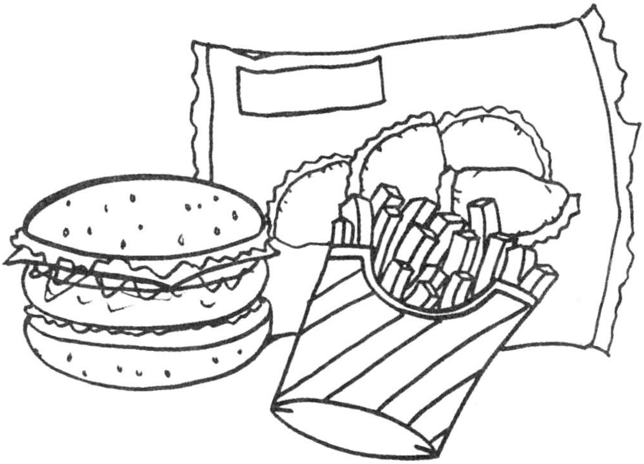

应对方法：

提前在自己的办公室中准备一些牛奶、水果、坚果等可以应急的食品。在下班以前先少吃些东西，这样一来，在下班的路上就不会感到非常饥饿，非常累了，即使遭遇堵车，也可以做到心平气和。倘若在回家的路上没有忍住而吃了快餐，抑或是买了外卖，你也不需要太自责，只要注意在数量上控制一下，回到家后，再适当地补充点蔬菜、水果，也就不会距离营养均衡太远了。

第二种情况是晚上有应酬，或者与朋友或同事等聚餐，吃很多的鱼肉海鲜。

应酬也属于一种工作，自然不同于轻轻松松地与自家人吃晚餐那样温馨。此时，你的心思基本上都不在吃东西上，而是思索怎样去拉关系，怎样才能做成生意，怎样才能将事情办好，抑或是怎样将人情还上。

在这种情况下，精神压力必然会很大，进而促使消化道的供血减少，促使人体消化吸收能力降低，很容易造成胃溃疡。因为在吃饭的过程中，一会儿喝酒，一会儿说话，不容易控制自己所吃东西的多少，也不能保证食物的比例是否合理，所以，非常容易导致肥胖。

从食材角度来看，这样的应酬中饮食绝大多数都脂肪与蛋白质过剩，缺乏谷类，缺乏膳食纤维，能量太高，非常容易致使人发胖。倘若常常喝酒，还有发生酒精过量而对胃、肝造成伤害的可能。

应对方法：

尽可能地减少不必要的应酬，以“我还得回家给孩子做晚饭，咱们吃完饭后打电话商量可以吗?”为理由，这样不仅可以合情合理地将应酬拒绝，而且又能将女人的贤惠展现出来。在去餐馆就餐的时候，将蒸、煮、炖或凉拌的菜肴作为首选，点一些豆浆或酸奶代替甜饮料与酒类，有意识地少吃那些较油腻的食物，多吃一些蔬菜、豆腐以及菌类等食物，宁愿少吃一些，回家再补餐，也不要吃得太多而导致长肥肉。在应酬后的一小段日子中，尽可能地让饮食清淡一些，多食用新鲜的蔬菜、水果以及粗粮与豆类。

第三种情况是由于工作需要而加班到很晚，抑或熬夜进行工作，在饥饿很长时间后大肆地吃夜宵。

晚餐吃得太晚，或者晚上夜宵吃得太多，不仅会对睡眠造成不良影响，而且还容易造成肥胖。晚上胆汁过多地分泌，第二天早晨倘若不吃早饭，还有诱发胆结石的可能。对某些人而言，晚上吃得太晚，第二天早晨反而更容易感到饥饿。

应对方法：

倘若知道有吃夜宵的可能，那么在吃晚餐时就要少吃点，并且选择比较清淡的食品。实际上，如果晚餐吃得过于丰盛，那么在晚上工作时，其效率肯定会有所下降，因此应当少吃一些，不能吃得太饱。一定不要将方便面、薯片、烤肉串及蛋糕等当夜宵来吃。倘若晚上因为工作比较忙而睡得很晚，在睡觉之前可能会感到饥饿，建议在21：00～22：00之间少吃一些夜宵。而夜宵应当选择那些比较容易消化，有很好的饱腹感，也不会对睡眠造成不良影响的食品。

对正在减肥的人来说，建议以粗粮、豆类、薯类为主的食物作为晚餐的主食，再加上较多的蔬菜，还可以适当地进食一些豆制品或者少油的鱼肉。比如，吃由燕麦、红豆、黑米、芸豆等煮成的八宝粥，再吃些焯拌蔬菜、凉拌蔬菜或者清炒蔬菜等。倘若晚上只吃水果，而不吃主食，那么就没有办法保证营养均衡了，建议在吃水果的同时，再喝一杯酸奶，这有助于预防睡前饥饿。

下面为女性朋友介绍一些简单易做的晚餐食谱。

糯米米浆

【食材】

糙米3大匙，去壳花生仁3大匙，水500毫升，葡萄糖浆

30毫升。

【做法】

1. 将糙米洗净，泡水3小时后沥干水分；花生平铺于烤盘上，放入烤箱，以130℃烤至表面呈金黄色。

2. 将糙米、花生仁、水一起放入果汁机中，搅打至颗粒绵细。

3. 用纱布过滤出米汁，再将米汁用大火煮开后转中小火，边煮边将浮沫捞除，煮约10分钟后熄火，再加入葡萄糖浆拌匀即可。

【营养功效】

糙米的最大特点是含有胚芽。胚芽中含有丰富的B族维生素及维生素E、蛋白质、碳水化合物、纤维素、不饱和脂肪酸和锌，其中维生素具有减肥、降低胆固醇、保护心脏及健脑的功能。

玉米排骨汤

【食材】

玉米400克，排骨400克，葱5克，姜5克，盐5克，味精3克。

【做法】

1. 将玉米切成段，排骨洗净砍成段，葱切圈，姜切片。

2. 锅中加水烧开，下入排骨段焯去血水。

3. 排骨、玉米段放入锅内，加水煲45分钟，放入姜、葱，调入调味料煲入味即可。

【营养功效】

玉米有开胃益智、宁心活血、调理中气等功效，还能降低血脂肪，对于高血脂、动脉硬化、心脏病患者有助益，并可延缓人体衰老、预防脑功能退化、增强记忆力，玉米中含有一种特殊的抗癌物质——谷胱甘肽，它进入人体内后可与多种致癌物质结合，使其失去致癌性。

养生红米粥

【食材】

红米 100 克，红豆 50 克，红枣 10 枚，盐、味精、花椒粒、姜末各适量。

【做法】

1. 将红米、红豆、红枣洗净，用清水泡软。

2. 将红米、红豆入锅中加适量水煮粥。

3. 红枣去核，待粥沸时加入，用文火再煮半小时后加入调味料即可。

【营养功效】

红米含有丰富的淀粉与植物蛋白质，可补充消耗的体力及维持身体正常体温。它富含众多营养素，其中以铁质最为丰富，故有补血及预防贫血的功效。而其内含丰富的磷、维生素A、B族维生素，则能改善营养不良、夜盲症和脚气病等病症，又能有效地舒缓疲劳、精神不振和失眠等症状。

桂圆养生粽

【食材】

桂圆 30 克，红枣 5 个，红豆 30 克，绿豆 30 克，松子 15 克，南瓜子 15 克，枸杞 10 克，燕麦片 30 克，红白糯米 200 克，栗子 2 个。

【做法】

1. 将红枣和桂圆去子切碎；栗子切片。

2. 洗净红白糯米、红豆、绿豆、燕麦，倒入 2 杯水浸泡备用。

3. 将浸泡的材料和红枣、桂圆、栗子一起入锅中蒸煮，等煮熟后即以筷子拌匀，同时拌入松子、南瓜子、枸杞等，然后包入粽叶或锡箔纸内，食用时再加热即可。

【营养功效】

桂圆果肉鲜嫩，果汁甜美，富含糖分，营养价值高，其肉干被视为珍贵的滋补品。中医认为，桂圆有补益心脾、养血宁神的功效，主治气血不足、心悸怔忡、健忘失眠、血虚萎黄。

肉末黄瓜拌荞麦面

【食材】

瘦肉 200 克，黄瓜 100 克，荞麦面 150 克，红椒 1 个，盐 3 克，味精 2 克，香油 5 毫升。

【做法】

1. 黄瓜洗净切成丝，瘦肉洗净切丝，入沸水中焯熟；红椒洗净切丝。

2. 锅中加入水烧开，下入荞麦面煮熟后捞出。

3. 将荞麦面、瘦肉丝、黄瓜丝、红椒丝和调味料一起拌匀即可。

【营养功效】

荞麦富含 19 种氨基酸，其中赖氨酸和精氨酸含量大大超过其他粮食作物，尤其符合儿童成长需要。荞麦中对人体有益的油酸和亚油酸含量也很高，可降低胆固醇、体内血脂肪。荞麦因含钙、维生素 B_1 等营养成分，对于高脂血症及因此而引起的心脑血管疾病具有良好的预防保健作用。

枸杞银耳高粱羹

【食材】

银耳 1 朵，高粱 50 克，枸杞、白糖各适量。

【做法】

1. 将银耳泡发后撕成小朵。

2. 将所有材料加水煲熟。

3. 再加入白糖调好味即可。

【营养功效】

高粱做粥食用，对小孩消化不良、成人脾胃气虚极有补益。高粱米有温中、涩肠胃、止霍乱、利小便、止喘等作用。中医学也证实，它具有健脾益中、止吐泻、补气、清胃的功效。作为主要谷物之一，高粱除了能磨成面粉，制作成馒头等食品食用外，更因其果实含有单宁成分，香味独特，常被用来酿酒、制醋、作为酒糟等，而粉渣也多用来当作家畜饲料和肥料。高粱是谷类中少有的稍偏热性食物，寒性体质的人不妨多多食用。

黄豆猪蹄汤

【食材】

猪蹄 3 只，黄豆 300 克，葱 1 根，盐 5 克，料酒 8 毫升。

【做法】

1. 将黄豆洗净，泡水 4 小时至发胀，猪蹄洗净斩块，葱切丝。

2. 锅中注入适量水，放入猪蹄焯烫，捞出沥水；黄豆放入锅中加适量水，大火煮开，再改小火慢煮约 4 小时，至豆酥。

3. 加入猪蹄，再续煮约 1 小时，调入盐和料酒，撒上葱丝即可。

【营养功效】

黄豆中含有丰富的铁，易吸收，可防止缺铁性贫血，对婴幼儿及孕妇尤为重要，所含锌具有促进生长发育、防止不育症的作用，而所含维生素 B_1 可促进婴儿脑部的发育，防止肌痉挛。黄豆中所含不饱和脂肪酸、皂甙、黄豆甙、生物碱能防治多种心脑血管疾病。

红豆鳕鱼

【食材】

红豆 50 克，鳕鱼 150 克，鸡蛋 1 只，葱白 1 根，绍酒 50 毫升，盐 5 克，味精 2 克，胡椒粉 3 克，生粉 10 克，香油少许。

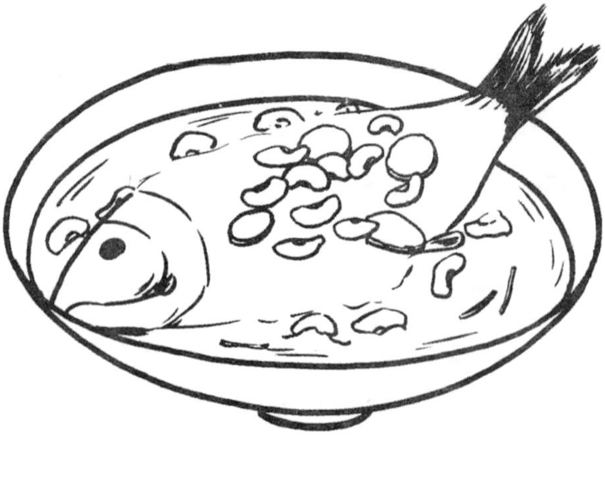

【做法】

1. 鳕鱼取肉切成小丁，加盐、味精、绍酒拌匀，再用蛋清、生粉上浆。

2. 锅中注水，倒入红豆煮沸后倒出；锅中油烧热，放入鳕鱼滑炒至熟盛出，锅中再放入水、盐、味精、胡椒粉，倒入鱼丁和红豆。

3. 用生粉勾芡，翻转锅拌匀，淋上少许香油即可出锅。

【营养功效】

红豆有通小肠、利小便、利水散血、消肿排脓、消热解毒、治泻痢脚气、止渴解酒、通乳下胎的作用。此外，红豆还能促进心脏的活化，具有健胃生津、祛湿益气等作用。

扒奶汁白菜

【食材】

大白菜心 1 个，牛奶 100 克，葱 15 克，盐 5 克，味精 2 克，料酒 6 毫升，湿生粉 15 毫升，花生油 50 毫升，上汤 200 毫升。

【做法】

1. 白菜心洗净切条，葱择洗净切末备用。

2. 将白菜放入锅中，加水浸没并煮烂。

3. 另起锅，注油烧热，放入葱末、料酒，上汤、盐，放入白菜条，煮开后加牛奶、味精炒匀，用湿生粉勾芡，淋少许油，即可装盘。

【营养功效】

白菜具有通利肠胃、清热解毒、止咳化痰、利尿养胃的功效，是营养极为丰富的蔬菜。所含丰富的粗纤维能促进肠壁蠕动，稀释肠道毒素，常食可增强人体抗病能力和降低胆固醇，对伤口难愈、牙龈出血有防治作用。

蒜蓉芥菜

【食材】

芥菜400克，蒜头20克，盐5克，鸡精4克，姜末少许。

【做法】

1. 将芥菜洗净，切成小段。

2. 蒜拍碎后剁成蓉，备用。

3. 炒锅置火上，放油烧热，加姜末炸香，将芥菜、蒜蓉放入煸炒，再加入盐、鸡精，炒至入味即可。

【营养功效】

芥菜含维生素A、B族维生素，维生素C和维生素D也很丰富，还富含磷、铁、钙，能提神醒脑，还有解毒消肿之功，能抗感染和预防疾病的发生，抑制细菌毒素的毒性，促进伤口愈合，可用来辅助治疗感染性疾病。芥菜还有开胃消食的作用，因为芥菜腌制后有一种特殊的鲜味和香味，能促进胃、肠消化功能，增进食欲，可用来开胃，帮助消化。

尖椒炒牛肝菌

【食材】

青椒、红椒各1个，牛肝菌200克，盐、鸡精各5克，味精3克，蒜、白糖各适量。

【做法】

1. 青、红椒去蒂去子，洗净切菱形片，牛肝菌用盐水洗净切块，蒜去皮切片。

2. 锅上火，加入清水烧开，放入切好的牛肝菌焯烫，捞出沥水。

3. 锅中油烧热，爆香蒜片和青、红椒，再加入牛肝菌，加入调味料，炒匀至熟装盘即可。

【营养功效】

牛肝菌含有人体必需的8种氨基酸，还含有腺嘌呤、胆碱和腐胺等生物碱，可治疗腰腿疼痛、手足麻木，还可用于治妇女白带异常。它具有清热解烦、养血和中、追风散寒、舒筋活血、补虚提神等功效。

潮州红薯米羹

【食材】

潮州红薯50克，菜心10克，姜5克，葱4克，红枣3克，大米45克，味精1克，盐2克，胡椒粉2克，香油5毫升。

【做法】

1. 潮州红薯去皮洗净切粒，菜心洗净切粒，姜去皮切丝，葱切花，红枣切丝，大米洗净备用。

2. 砂锅上火，注入清水，放入姜丝、枣丝烧开，放入大米，再次煮沸后转用小火慢煲。

3. 煲至米粒熟烂，放入红薯粒，小火继续煲至成糊状，调入盐、菜心粒、鸡精、胡椒粉，拌匀，撒上葱花，淋入香油。

【营养功效】

红薯可以润泽肌肤、减少压力、延缓老化、提高抵抗力，其中的黏液蛋白能降低心血管疾病的发生率。

山药枸杞莲子汤

【食材】

山药200克，莲子100克，枸杞50克，白糖6克。

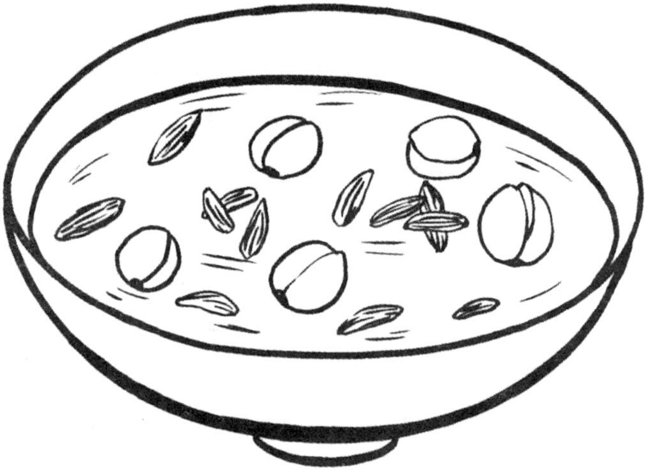

【做法】

1. 山药去皮，切成滚刀块，莲子去心后与枸杞一起泡发。

2. 锅中加水烧开，下入山药块、莲子、枸杞，用大火炖30分钟。

3. 待熟后，调入白糖，煲入味即可。

【营养功效】

山药是虚弱、疲劳或病愈者恢复体力的最佳食品，不但可以抗癌，对于癌症患者治疗后的调理也极具疗效，经常食用又能提高免疫力、预防高血压、降低胆固醇、利尿、润滑关节。由于脂肪含量低，即使多吃也不会发胖。山药还具有滋养壮身、助消化、敛汗、止泻等医疗作用。

双仁菠菜猪肝汤

【食材】

猪肝200克，菠菜2株，酸枣仁、柏子仁各10克，盐5克。

【做法】

1. 将酸枣仁、柏子仁装在棉布袋内，扎紧。

2. 猪肝洗净切片；菠菜去头，洗净切段。

3. 将布袋入锅加4碗水熬高汤，熬至约剩3碗水。

4. 猪肝汆烫后捞出，和菠菜加入高汤中，待水一开即熄火，加盐调味即成。

【营养功效】

猪肝有补血健脾、养肝明目的功效。猪肝中铁的含量是猪肉的1～8倍，人体的吸收利用率也很高，是天然的补血妙品，对于贫血，头昏、目眩、视力模糊、两目干涩，夜盲症及目赤等均有较好的疗效。

砂锅羊肉煲

【食材】

羊肉800克，青、红辣椒各100克，白萝卜200克，姜片15克，大蒜10克，豆瓣酱、辣妹子酱、干辣椒各15克，盐10克，味精8克。

【做法】

1. 羊肉洗净，切块，青红椒切块，白萝卜切块。

2. 羊肉入沸水中汆烫，捞出沥水。

3. 羊肉加调味料炒香，用高压锅煲20分钟，白萝卜垫入煲底，上面放上羊肉即可。

【营养功效】

羊肉味苦、甘，大热、无毒，入脾、肾经，为益气补虚、温中暖下之品，对虚劳羸瘦、腰膝酸软、产后虚寒腹痛、寒疝等，皆有较显著的温中补虚之功效。其营养极其丰富，含有蛋白质、脂肪、钙、磷、铁等多种成分，且肉嫩味美。

丹参桃红乌鸡汤

【食材】

丹参15克，红枣10枚，红花2~5克，桃仁5克，乌鸡腿1只，盐8克。

【做法】

1. 将红花、桃仁装在棉布袋内，扎紧。

2. 将鸡腿洗净剁块，汆烫后捞出。

3. 将红枣、丹参洗净。

4. 将所有材料盛入锅中，加6碗水煮沸后，转小火炖约20分钟，待鸡肉熟烂，加盐调味即成。

【营养功效】

乌鸡有补中止痛、滋补肝肾、益气补血、滋阴清热、调经活血等功效，特别是对妇女的气虚、血虚、脾虚、肾虚、妇女更年期综合征等尤为有效。乌鸡含有人体不可缺少的赖氨酸、蛋氨酸和组氨酸，能增强人体免疫功能。

山鸡冬瓜汤

【食材】

山鸡1只，冬瓜50克，红枣8颗，盐4克，味精3克，生姜、枸杞各适量。

【做法】

1. 冬瓜洗净切成大块，生姜去皮切片。

2. 锅中加水烧开，下入整只山鸡，焯去血水，捞出沥干。

3. 另起锅，放入清水，加入山鸡、冬瓜块、红枣、枸杞子继续煮至冬瓜熟烂时，调入盐、味精即可。

【营养功效】

中医认为，山鸡具有平喘益气、祛痰化瘀、清肺止咳等功效。山鸡富含多种人体必需的氨基酸、微量元素，是高蛋白、低脂肪且兼有一定药用价值的野味食品，有健脾养胃、增进食欲、止泻之功效。

红酒蘑菇烩幼鸽

【食材】

蘑菇100克，幼鸽1只，洋葱1个，黑提3粒，干红酒100毫升，黄油50克，鸡精粉10克，生粉25克，盐、奶酪粉各5克。

【做法】

1. 先将幼鸽洗净汆水约20分钟，洋葱切片，蘑菇、黑提焯水备用。

2. 在锅中放入黄油，加入幼鸽煸炒，放水和调味料及材料，焖约10分钟。

3. 勾芡，放入干红酒，出锅装盘即可。

【营养功效】

鸽肉营养价值极高，既是名贵的美味佳肴，又是高级滋补佳品。具有壮体补肾、健脑补神，降低血压，美容养颜，延年益寿的功效。许多女性由于营养缺乏、贫血、低血压、甲状腺功能减退、月经不调等诸多原因，造成机体抵抗力降低，抗寒能力减弱，出现全身血液循环不良或肢体末梢血管血液循环障碍，躯体畏寒怕冷、四肢不温。医学上称之为“女性冷感症”，在冬季尤甚，此类人士可多食鸽肉。

茸杞红枣鹌鹑汤

【食材】

鹿茸 25 克，枸杞子 30 克，红枣 5 颗，鹌鹑 2 只，盐适量。

【做法】

1. 将鹿茸、枸杞子洗净。

2. 将红枣浸软，洗净，去核。

3. 将鹌鹑宰杀，去毛、内脏，切大块，汆水。

4. 将全部材料放入炖盅内，加适量清水，隔水炖 2 小时，加盐调味即可。

【营养功效】

鹌鹑肉中蛋白质含量高，脂肪、胆固醇含量极低，而且富含芦丁、磷脂、多种氨基酸等，有补脾益气、健筋骨、固肝肾之功效，同时对人的神经衰弱、胃病、肺病均有一定的辅助治疗作用，在临床上常用于治疗糖尿病、贫血、肝炎、营养不良等病。

黄金拌翡翠

【食材】

鲜肉蛋饺 300 克，鲜肉油豆腐 100 克，油菜心 300 克，盐 5 克，味精 2 克，上汤 300 毫升，枸杞子、鸡油各适量。

【做法】

1. 鲜肉油豆腐煨至软熟，装入盘中。

2. 鲜肉蛋饺上笼蒸熟，整齐排放在装好的油豆腐上，油菜心炒熟，围于边缘。

3. 上汤加入盐、味精、枸杞子，勾薄芡，淋入少许鸡油，浇入盘中即可。

【营养功效】

鸡蛋有清热、解毒、消炎、保护黏膜的作用，蛋黄味甘、性平，有祛热、温胃、镇静、消炎等功效。鸡蛋中含有多种维生素和氨基酸，比例与人体很接近，利用率达 99.6%。鸡蛋中的铁含量尤其丰富，利用率达 100%，是人体铁的良好来源。

干锅三宝

【食材】

香干 200 克，鹌鹑蛋（去壳）150 克，板鸭 150 克，五花肉 50 克，姜、蒜各 5 克，盐、味精、老抽、鲜汤干椒节各适量。

【做法】

1. 五花肉改刀成小丁，板鸭蒸熟斩块备用，香干改刀成块。

2. 香干、鹌鹑蛋入油锅稍炸。

3. 锅留底油，煸香五花肉，加姜、蒜末稍煸，加入其他主料和调味料，加少许鲜汤烧至入味即可。

【营养功效】

鹌鹑蛋味甘、性平，有补益气血、强身健脑、降脂降压、丰肌泽肤等功效，对贫血、营养不良、神经衰弱、月经不调、高血压、血管硬化等病人具有调补作用。鹌鹑蛋富含维生素 P 等成分，常食有防治高血压及动脉硬化之功效。

吃夜宵，可是有讲究的

不管是经常需要加班的白领女性，还是具有巨大压力的管理人员，抑或是身为学生的孩子们，在很多时候都难免会工作或学习到很晚。大家都知道，晚餐不可吃太多，否则会对身体健康造成一定的伤害，很容易引发肥胖，还让人会晚上失眠或睡眠质量不高。然而，倘若晚上需要加班动脑，而且睡得又很晚，那么晚餐吃得很少肯定会在 10 点之后出现饥饿感。于是，很多人都选择吃夜宵。

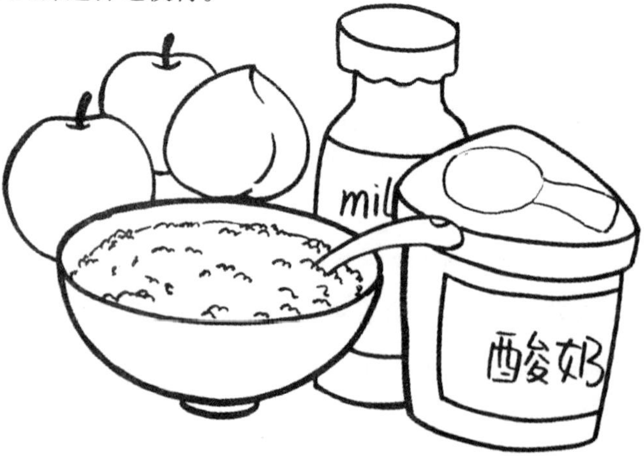

那么，夜宵应该吃些什么呢？饼干、巧克力、烤串、啤酒，或是方便面？相信大多数女性朋友都不愿意这样吃。因为饼干、巧克力中含有大量的脂肪与糖类等，很容易让人发胖；烤串也不适宜，它不但含有大量的脂肪与蛋白，而且还含有致癌物质；方便面自然也不适宜，因它含有高钠高能量，不宜晚上吃。

但是，如果不吃夜宵，就会饿得人心发慌，不能踏实地工作或睡觉。吃吧，又担心发胖，影响睡眠，真的令人纠结。夜宵到底该吃什么呢？

营养而科学的夜宵大致应符合几个要求：第一，低脂肪，低能量，高营养价值；第二，易于消化，不会增加胃肠负担，不会对餐后的工作产生不良影响；第三，具有充足的体积可带来饱腹感；第四，不会引发兴奋，最好对随后的入睡有益；第五，吃起来还要让人感觉高兴。

从食材方面来说，适宜充当夜宵的食物，肯定不会是鱼肉类，而应该是谷类、水果、豆类与奶类。这些食物中所含有的脂肪与蛋白质含量比较低，而且还很容易消化吸收，不会给胃肠带来较大的负担。

从烹调与调味方面来讲，很显然，夜宵不宜使用烹炒、油炸等太过引起食欲的办法，也不宜使用花椒与辣椒之类可以使人产生兴奋刺激的调味品。夜宵的调味应当清淡一些，盐也应该尽可能地少放些，因为如果盐放得太多，就会增强神经系统的兴奋性；糖也应当少放一些，避免血糖水平大起大落，减少胃酸的产生。

从营养成分方面来讲，夜宵应当选择脂肪较少，水分较大，以碳水化合物为主的食品，这样可以提供些许容易消化吸收的蛋白质，促使食物中的钙与蛋白质中的色氨酸增加，对于安定情绪是比较有利的。而缺乏 B 族维生素的时候，很容易出现情绪沮丧、失眠不安等症状，所以夜宵中也应含有足够的 B 族维生素。

综上所述，可选择下列夜宵食物：

粥类

在大米当中加入莲子、燕麦以及百合等食材，不仅可以促使血糖反应降低，还可以促使维生素与矿物质的供应增加。小米粥中含有丰富的色氨酸与 B 族维生素，十分适宜充当夜宵。

高水分面食

比如，碎疙瘩汤与热汤面等，可以少放一些面疙瘩与面条，加入一两个鸡蛋、少量蔬菜及肉末等。

热豆浆

热豆浆不仅所含能量较低，而且还具有相当不错的饱腹感，可以及时地促使饥饿得以缓解，还不会导致能量过剩问题。如果可以加入少量谷类，制成五谷豆浆就更好了。

用纯五谷杂粮磨成粉后冲成的糊

只需要热水冲一下，搅拌几下，吃起来十分方便，具有比较高的营养价值，含有丰富的 B 族维生素，同时也有极好的饱腹感。就袋装粉糊食品来讲，最好选购无甜味、非速溶的产品，否则，其中含有过高的糊精、糖浆或者白糖，营养价值也比较低，会加快血糖的上升，而且饱腹感也比较差。

各种水果

不少人都认为，水果通常不顶饿，不具有饱腹感。其实不然，以水果作为夜宵是十分健康的，只不过要选择好吃的时间而已。在没有明显饥饿感的时候，先提前吃一点儿水果，就能很好地延缓饥饿的降临。但如果是在已经有严重饥饿感的时候吃水果，只能挑起人们的食欲，让人感到更饿。

此外，吃夜宵的时间也很重要。最好在入睡之前的 1 ~ 2 小时内适量地吃些夜宵。比如，如果计划 11 点上床睡觉，那么可以在 9 点的时候少吃些夜宵。在你还没有感觉到很饿以前，可以先少吃一点儿食物，以避免在入睡之前产生饥饿感。与此同时，由于食物非常容易消化，不会对餐后工作产生不良影响，而且在 2 小时之后，进食的食物几乎已经从胃中排空，不会让你在入睡后，胃肠还在加班工作，这对于提高睡眠质量是比较有利的。

精选快餐，保证营养均衡

每当说起快餐的时候，人们通常都会想到洋快餐，想到“营养不合理、肥胖”等词汇。实际上，与洋快餐相比，快餐的范围更广一些，营养价值也不一定都是非常糟糕的，只要店主乐意为顾客提供健康的选择，同时用餐之人具有营养均衡的意识，那么吃快餐同样能吃出健康。方便快捷只不过是快餐的形式，营养全面才应当是快餐的意义。

在洋快餐来到中国以前，中国也有许多快餐食物组合。比如，早餐店或早餐摊，可是很少会有一家店铺供应蔬菜与杂粮。当然了，也会有些许相对营养合理的摊点。比如，有这样一家店，它卖的是山东风格的大煎饼，面糊为“五合面”，其中包括小麦粉、小米粉、绿豆粉、高粱粉以及荞麦粉等，与主食多样化原则是相符的。在制作过程中，卖煎饼的师傅会在煎饼上打一颗鸡蛋，这样就有了优质的蛋白质；最后放一个薄脆，刷上大酱，撒上香菜、葱花及两片生菜叶等，将饼叠好，这样维生素 C 也不缺了。

像这样的煎饼，制作只需要 2 分钟左右。如果以它为早餐，不仅很容易让人产生饱腹感，而且营养也相对全面。如果自己再买一杯豆浆，或加点水果、坚果等，也是可以当午餐或者晚餐的。

实际上，像这样的中式快餐组合还有不少。有的时候，可以选择吃两个素包子，加一碗粥，再加一份凉拌蔬菜。北京的店里有很多粥的组合，比如小米粥、紫米粥、玉米粥、八宝粥、南瓜粥等，能吃到不少杂粮。凉拌菜有凉拌胡萝卜海带丝、凉拌菠菜花生、凉拌金针菇黄瓜丝等，放油的量都微乎其微，堪称是低脂菜肴。

又比如说，酱牛肉夹烧饼 + 玉米糊糊 + 凉拌蔬菜、韭菜鸡蛋馅饼 + 豆浆、肉菜包子 + 小馄饨 + 花生芹菜胡萝卜之类小菜、肉菜饺子+各种凉拌蔬菜，这些组合都能在一些居民区的快餐店里找到。不仅早上可以食用，中午和晚上食用也未尝不可。从营养角度来说，它们颇有可取之处——能集合粮食类、蛋类、肉类、豆制品、蔬菜类食物。

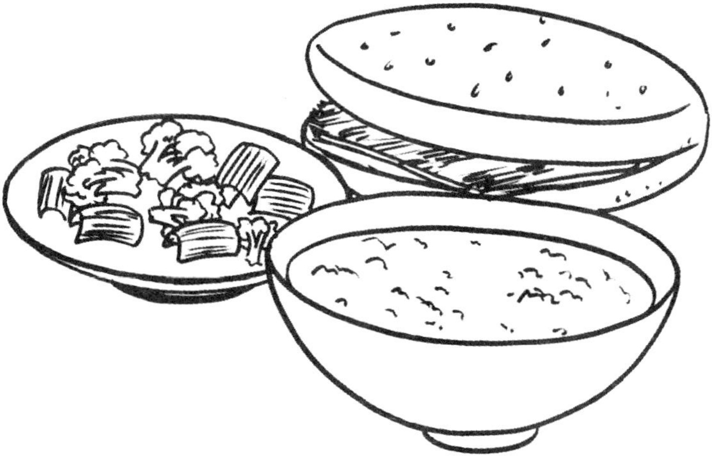

在快餐连锁店里，也有不少大致过得去的快餐方案。比如，蒸香菇鸡丁+米饭+1盅黄豆猪蹄汤，再加两小盘生菜和西蓝花。虽然套餐中只给一小盘蔬菜，但想吃的人可以自己添加，让食物的荤素比例达到合理程度。菜肴表面蒸出来的脂肪，可以用勺子撇掉，这样就不会脂肪过多；蔬菜盘里的豉油汁，可以叮嘱服务员不加，这样就不会太咸。再比如，吃拉面快餐的时候，往往碗里面蔬菜太少，面条太多。女士可以两个人分一碗面条，再要些白开水把过咸的面汤兑得淡一点，然后点些清爽的凉拌蔬菜和豆制品，也能让营养得以改善。至于以米饭和菜肴为主的快餐更简单，只要记得一荤配两素，选择油少的菜，就可以了。

说到底，餐饮业其实提供了很多食物选择，组合运用之妙的关键，就在于就餐人的健康意识了。

夏日出游，饮食要谨慎

到了六七月，天气越来越热，外出的人却越来越多——大中小学都到了期末，暑假即将开始，很多女士也都想着带孩子出去游览放松一下。出游总是避不开一个“吃”字。那么，夏天出门旅游带点什么食品好？到了旅游景点又吃点什么好呢？

自驾游时，不仅要检查保养车辆，带齐证件用品，还要注意在车上存放足够的水和食物。否则一旦遇到堵车、路面塌方，或者车辆出现任何问题，都将是十分危险的。炎热的夏天，在暴晒的路面上，温度将高达40℃～60℃，一旦补水不及时，人可能会很快因为失水而发生反应迟钝、神志不清等情况。同时，还要准备一些防暑、提神的药品。

在准备饮料时，需要备齐两种类型的产品。一类是能够快速补水的饮料，一类则是能够提供营养和能量的饮料。

人们最常用的补水饮料是纯净水或矿泉水，其实含有少量糖分的低糖饮料，比纯净水更有利于为人体补水；还有无甜味的茶饮料，解渴的效果也比白水更好。因此，可以备一部分这类饮料。同时，出汗不仅损失水分，还会损失多种矿物质，高温天气下也有必要准备一些电解质饮料，也就是含有一些钾、钠、钙、镁元素的低糖饮料。通常运动饮料符合这个标准。充气碳酸饮料，虽然因为气体从肠胃带走少量热量而令人暂时感觉爽快，但并不含有人体排汗后需要补充的几种重点电解质，对健康没有什么帮助，还容易引起食管胃酸反流，不是驾车外出时合适的选择。

在路上，提供能量和营养的饮料主要是盒装的牛奶、豆浆、核桃乳、杏仁露、乳饮料之类。它们含有蛋白质、脂肪和糖分，既能解渴又能解饿，比碳酸饮料更有饱腹感，能缓和饥饿时的心慌感觉。因为驾车外出时往往不能及时用餐，或因为堵车等缘故被耽误在路上而吃不上饭。驾驶员在未停车时不能吃固体食物，却可以靠喝这些含能量和营养的饮品来补充能量，避免因为血糖降低而影响驾车安全。其中按单位能量计算，豆浆的饱腹感最强，牛奶次之。

还可以携带洗干净的水果、水果干、坚果仁、卤蛋、罐头八宝粥、芝麻烧饼、面包等。方便面也可以带，但建议优先选择“方便湿面”，就是不需要加水就能吃的那种湿拌面，价格稍贵一点，但是脂肪很少，而且吃起来更方便——车上可没有热水哦。由于车上没有冰箱，为保证食品安全，不建议携带火腿、熟肉、三明治之类的食品。饼干、曲奇之类虽可少量食用，但因营养价值太低，除充饥之外对健康帮助不大。外出旅游是一种很大的消耗，营养素的需求比平日还要高，所以不要以此为借口乱吃低营养价值的零食。

出门在外难免经常下馆子，享受当地的美食也是旅游的一大乐趣。点菜的时候，一定要注意食品卫生和营养均衡，要看清楚原材料的新鲜度，特别是豆制品夏季最易发生变质，海鲜、鱼类和肉类也要仔细检查一下。发现气味或质地可疑，最好不吃，免得发生细菌性食物中毒，毁掉快乐的旅行。菜肴以清淡最佳，过于浓重的调味可能会掩盖原料不新鲜的问题。

在沿海地带旅游时，很多人会在一餐中吃大量海鲜，这样一方面会造成蛋白质过量，另一方面会增加食物中毒的危险。因为夏日水藻大量繁殖，特别是大城市附近污染较为严重，贝类食用有毒藻类后可能积累毒素，引起食物中毒；一些肠胃较为敏感的人还可能因为大量吃海鲜而造成肠胃不适。所以海鲜虽好，每餐有两样即可，有水产品过敏、肠胃敏感、皮肤湿疹、哮喘等问题的人群最好能够忍住不吃海鲜。但是，也不要因为吃了海鲜就不敢吃蔬菜、水果，所谓海鲜和蔬果会发生反应引起砒霜中毒的说法是夸大其词。

实际上，外出旅游很容易发生蔬菜、水果摄入量不足的问题，特别是夏季高温多汗，水溶性维生素损失较大，旅游中精神较为兴奋或紧张，抗氧化物质容易不足，补充蔬菜、水果非常重要。一定要记得，哪怕加了一点维生素 C，甜饮料仍是不能完全替代蔬菜、水果的。与其在吃饭时喝这些饮料，不如喝新鲜的菊花茶和绿豆汤等，它们更解渴，还能补充更多的钾和抗氧化成分，对解暑更有帮助。

维生素，你需要补充吗

每个人都需要维生素——这话实在是老生常谈了。不过，说到需要什么维生素，某种维生素该从哪里找，未必就人人说得清楚。即便能背出网上查来的相关内容，也很可能是早就过时了的信息。

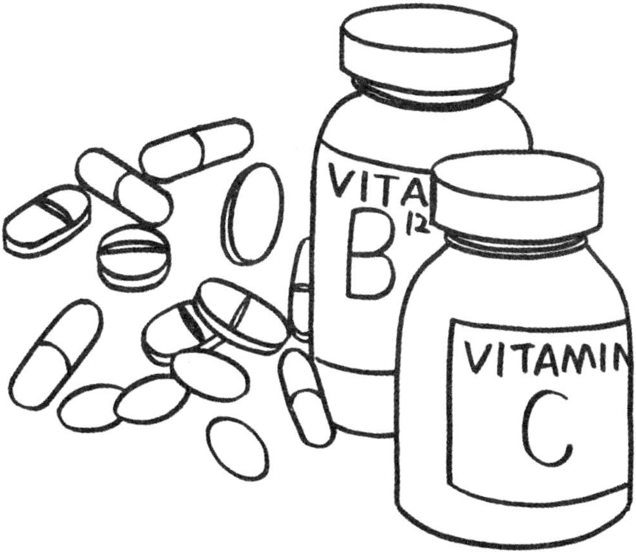

要知道，那些杂志上抄来抄去的内容，大部分是从国外翻译而来，并不太适合中国人的饮食习惯；而翻译者，也没有几个是营养学专业人员，其中避免不了夹杂着许多谬误。这些谬误轻则给你补充维生素带来很多困难，重则误导你的饮食习

惯，让你因忽略很多重要营养食材而不幸落入错误的食物结构。还是赶快给你的知识升级一下吧！

误区 1：用保健品和药片来补充维生素最简单了。

更新知识 1：为什么食补维生素必不可少？

药片能给我们供应很多维生素。发酵而来的维生素化学结构和天然维生素并没有什么不同，但它们的麻烦在于，实在太“纯”了。在吃天然食物时，得到的不仅是某种维生素，还有和它相伴而生的其他营养素和保健成分，它们互相帮忙，互相保护，效果要比单独吃一种维生素要好得多，而且更加安全可靠。

很多女性都发现，虽然自己每天从药片中补充维生素，但保健的效果往往并不理想。科学研究也早已证实，单靠维生素药片，并不能达到延缓衰老或延长寿命的效果。如果用富含维生素的食材作为基础，再额外加入一些维生素来弥补加工烹调中的损失，就可以达到更好的效果。所以，适量使用维生素增补剂产品有利无害，但无论是否服用它们，三餐中的健康食材都是要必须吃够的！

误区 2：维生素按照推荐量去补充就足够了。

更新知识 2：为什么我们需要的某些维生素比营养学家的推荐量还多？

维生素需要量多数是按照以往几十年中的正常生活状态来确定的，这些数量并没有考虑到，如今的生活状态已经和两代人之前大不一样。环境污染如此严重，脑力劳动这样繁重，精神压力这样巨大，睡眠和放松如此不足……要帮助人体抗污染、抗压力、抗疲劳，肯定需要更多的维生素和其他保健成分来帮忙。

比如，对办公室美女们来说，眼睛一天到晚盯着电脑显示屏，下班后还要看电视、上网、打游戏、玩手机、发短信，都会额外消耗不少的维生素 A，还会因为疲劳和射线刺激而促使眼睛提前衰老。在制定营养素供给标准的时候，肯定不可能考虑到这样的生活状态，所以需要增加食物中维生素 A 的供应量。同时，推荐量当中也没有考虑到眼睛的工作需要多种营养素和保健成分，除了维生素 A 之外，疲劳的眼睛还需要多种 B 族维生素、胡萝卜素、叶黄素、花青素和钙、镁、锌等，要一起补进去才好，因为它们对保护视觉各有好处。所以，增补剂产品中，营养素的含量略高于推荐量是无须担心的，但是不能超过各国营养机构制定的最高限量，如果没有专业人员的建议，也不能自己随意增加服用量。

误区 3：补充维生素，人人都可以用同样的健康食谱。

更新知识 3：维生素的需要量各人不同，吸收率也不一样。

因为遗传基因不同，生理状态不同，工作压力不同，每个人需要的维生素数量有很大差异。还要考虑到一个重要问题——消化吸收功能也不同！比如，胃肠功能很差的人，尽管吃的食物和别人一样，却往往会发生维生素 B_{12}和叶酸的不足。这是因为，维生素 B_{12}吸收时需要胃里面的内因子，而叶酸吸收需要肠道细胞中的叶酸结合蛋白。如果胃肠功能有问题，无法正常制造这些因子，维生素吸收率就会受到极大的影响。此外，胃酸不足的人，服用复合维生素药片之后难以充分分解，结果会造成吸收率的下降。服用抑制脂肪吸收的减肥药也要小心，这些药会导致维生素 A、维生素 D、维生素 E 和维生素 K 吸收大幅度下降。甚至最新研究发现，由于遗传基因不同，每个人所需要的维生素 B_2 等营养素的数量可能有明显差异。所以，每个人的补充方案也要按照具体情况进行调整。

误区 4：只要多吃水果，把维生素 C 补够就没问题了。

更新知识 4：即便多吃水果，被忽略的维生素还有很多。

维生素一共有 13 种，每一种都是身体必不可少的。其中人们最熟悉的是维生素 C，水果中最丰富的也是维生素 C。但是，单靠吃水果，连维生素 C 都不一定能补够，何况其他那 12 种维生素呢？例如，水果中根本不含有维生素 B_{12}、维生素 D 和维生素 A，维生素 E、维生素 K 和大部分 B 族维生素含量也相当低。所以说，即便一天吃两斤水果，也绝不能认为自己就不会缺乏维生素。

在维生素当中，人们最容易忽略的是维生素 K 和叶酸。其实，补维生素 K 对骨骼健康的意义绝不亚于补钙，因为把钙沉积到骨骼当中的最关键一步少不了它。叶酸对预防出生畸形、预防心脏病、预防乳腺癌等的重要意义，无论怎么说都不过分，绝对是女性要特别关注的一种维生素。

误区 5：补充维生素，必须要吃推荐的那几种食物。

更新知识 5：补充维生素要让食物类别足够丰富，而不是盯着几种特殊食品。

很多人认为，维生素只存在于某些食品当中，只要想起来补充维生素，就盯着少数几种食品大吃。比如，要补维生素 C，就去买苦瓜、番茄、橙子和猕猴桃；要补维生素 A，就去买猪肝；要补胡萝卜素，就吃胡萝卜；要补维生素 E，就吃大杏仁和核桃。

其实，摄取维生素最主要的措施，是把食物的类别吃对，具体品种并不那么要紧。所有的蔬菜、水果和薯类都含有维生素 C，所有的绿叶菜和橙黄色蔬菜都含有胡萝卜素，所有的坚果、豆子和粗粮（全谷）都含有维生素 E，所有动物的肝脏、肾脏和所有种类的蛋黄都含有维生素 A。用鸡肝来换猪肝、松仁替代核桃，完全没有问题；不喜欢胡萝卜，用菠菜来替代也没有问题。

看看下面这些食物中维生素营养的真相，是不是会有点意外？

1. 土豆和番茄维生素 C 含量差异无几。吃 400 克马铃薯作为主食（相当于一碗米饭的淀粉量），可以得到 80 毫克的维生素 C，相当于一天推荐量的 80%，同时还能把维生素 B_1 的摄入量提高 4 倍。

2. 吃 2 份菠菜所得到的胡萝卜素超过 1 份胡萝卜中的量，但是其中的维生素 C 是一份胡萝卜的 6 倍，维生素 B_2 是 8 倍，叶酸是 10 倍。

3. 香蕉以富含维生素 B_6 而著称，100 克香蕉中的维生素 B_6 含量高达 0.37 毫克。但如果不吃它，用深绿叶菜或菜花来替代它也没有问题，因为它们的维生素 B_6 含量相当于香蕉的一半，其中所含的能量却不到香蕉的一半，而维生素 C 的含量更要高出 5 倍以上。

4. 营养书上把牛奶和菠菜一并列为维生素 K 的最佳来源，其实生菠菜中的维生素 K 含量是纯牛奶的 1 000 多倍（482 微克 vs 0.3 微克/100 克，按照美国农业部提供的数据）！蔬菜绿色越浓，含量就越高。西方人重视牛奶中的维生素 K，是因为他们吃绿叶蔬菜的量太少了。

5. 营养书上往往把橙子和绿叶菜一起列为叶酸的食物来源。但是从含量来说，菠菜中的叶酸含量是橙子的 6 倍还多（194 微克 vs 30 微克/100 克，按照美国农业部提供的数据）。而一向以富含叶酸而知名的香蕉，含量只有菠菜的九分之一。

看到这里，想必大家已经得到结论，谁才是食物中的维生素冠军——那就是当之无愧的深绿色叶菜！除了菠菜之外，芥蓝、茼蒿、油菜叶、豌豆苗、红薯叶等深绿色的叶菜，都是多种维生素的极好来源。简而言之，无论何时，无论男人还是女人，无论是年轻人还是中老年人，每天吃 200 克绿叶菜，都是最要紧的营养保健措施。此外，再加上半斤颜色鲜艳的水果、一餐粗粮杂豆，再加一个鸡蛋和一杯牛奶，各种维生素食材就相当充足了。

治贫血，大枣和红糖靠谱吗

你是否也遇到过这样的问题：中医说你血虚，西医说你有缺铁性贫血，别说跑步了，走路都没力气。你不想吃药，听说吃大枣能让女生补血养颜，就天天吃几粒红枣，或者喝一杯香甜的红枣浓浆。可是，吃了 3 个月了，血色素测定结果一点没有变。怎么回事啊？难道中医说大枣补血的说法错了吗？

的确，在女性当中，贫血一直都是一个令人关注的问题。从节食减肥的小姑娘、孕期的准妈妈，到更年期的女性，甚至在女运动员当中，贫血的比例都很高。一些大学中的调查表明，大学女生的贫血率在 20% 左右，而很多地区的妇产机构发现孕妇的贫血率甚至高达 30% 以上。更年期的女性因贫血而脸色蜡黄，被称为“黄脸婆”的情况也不少见。

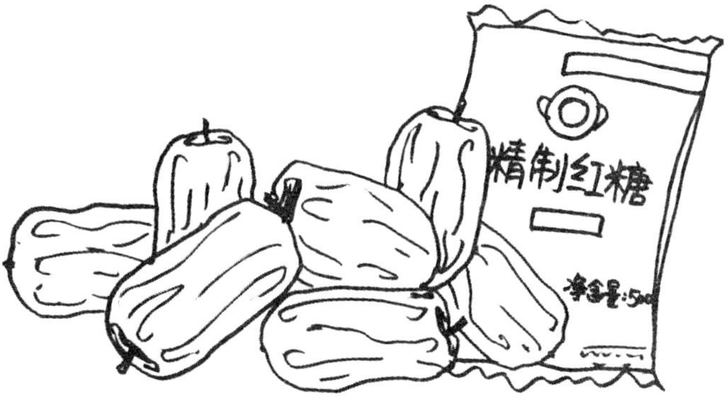

不过，贫血是不是能用吃大枣喝红糖水的方式治好，先要了解人体发生贫血的原因是什么，还要了解大枣和红糖里面到底有什么。

除了遗传因素、药物因素和其他病理因素造成的贫血，多数女性的贫血是两个原因造成的：一是血液损失，二是营养不良。

什么是血液损失？应该如何补血？

所谓血液损失，除疾病内出血情况之外，主要包括外伤失血、痔疮出血、月经失血过多等。女性常见的是经血流失过多。不仅少数年轻女性存在这种情况，由于子宫肌瘤和更年期问题，中年女性因每月失血过多而贫血的情况十分多见，有些人甚至血红蛋白含量下降到60毫克/升以下，脸色蜡黄，连走路、上楼的力气都没有。

在这种情况下，尽管日常饮食当中并不缺少蛋白质和铁元素，但如果不把失血问题解决，造血速度跟不上失血速度，血红蛋白总是处于“入不敷出”的状况，贫血问题就不可能好转。所以，治疗导致失血的疾病，才是解决贫血的根本之策。很多中年女性在切除子宫肌瘤之后，失血问题不再出现，血红蛋白很快就能恢复正常，脸色也重新恢复红润状态。有些女性认为做手术会“伤元气”，迟迟不肯做，结果无论吃大枣也好，喝红糖水也好，都没法解决问题，贫血越来越严重，结果反倒“伤元气”。

补血食品真的有效吗？多吃肉可以吗？

如果消化吸收没有问题，缺铁性贫血的主要原因往往在于饮食内容不合理，其中铁、锌、蛋白质、B族维生素等造血所必需的营养素供应不足。这时候，医生和营养师所建议的首选“补血”食品，往往也不是大枣和红糖，而是红色的动物内脏和红色的肉类，同时还会建议补充维生素C。

在我国传统养生中，也有“血肉有情之物”的说法。其实是说，血液、内脏、瘦肉的红色，和人体血液中的红色一样，都是来自“血红素”这种含铁色素。血红素嵌入特制的蛋白质当中，就构成了人体中红色的血红蛋白和肌红蛋白。血红素是可以被消化道直接吸收的，而且吸收过程中几乎不受其他食物因素的干扰，效率很高。如果贫血的女性吃了其他动物的红色血液、内脏和肉类，就可以把血红素直接“拿来”吸收，再用来制造自己的血红蛋白，就比较省事了。

想要知道食物中血红素的含量很容易，直接看颜色就可以了。生的状态下，红颜色越深浓，含量就越高。比如，肝脏、脾脏、肾脏颜色红得发紫，血红素和铁的含量最高。比如，鸡肝中的铁含量高达 9.6 毫克/100 克，猪肝是 22.6 毫克/100 克。牛腱子、羊腿肉的红色特别深，铁含量就比粉红色的猪肉高。鸡腿肉、鸡脖子肉略带红色，鸡胸肉几乎是白色，所以鸡胸肉的血红素含量就低一些。所以，吃肉是女性预防贫血的一个重要措施。

那么，大枣和红糖，它们是不是铁的好来源呢？虽然比不上红肉类，但在植物性食品里，它们都算是补充铁的食材。植物性的铁利用起来有点麻烦，先要把不溶性的铁变成可溶状态，再吸收进入血液，再用它来合成血红素。这个过程中，还有植酸、草酸、磷酸、膳食纤维等多方面因素。但吸收利用率远远不如红肉中的血红素那么高。幸运的是，如果有大量维生素 C 帮忙，素食中的铁吸收率就能提高一些。

大枣的主要成分是糖，占 70% ~80%。大枣的铁含量为 2 ~3毫克/100 克，而且其中干扰铁吸收的物质如草酸、植酸之类含量很少。其他水果干也都是不错的补铁来源，比如，桂圆干、葡萄干等。因为它们味道甜美，很受女性的欢迎，是不错的餐间零食，也可以放在甜食和面点中吃，比如，银耳大枣汤、枣糕、葡萄干八宝饭、大枣桂圆八宝粥等。

红糖中 95% 以上的成分是蔗糖。与白糖相比，它的营养价值的确要高很多，这是因为红糖中保留浓缩了甘蔗当中的矿物质营养成分，而白糖中除了“蔗糖”这种促人长胖的成分之外一无所有，在营养价值上几乎可以用“一穷二白”来形容。红糖中的铁含量是 2 毫克/100 克，和大枣的含铁量相当。

不过，一位每月正常来月经的健康成年女性，每天需要 20 毫克的铁。如果要靠大枣或红糖来供应，需要吃 1 000 克，也就是 2 斤重。这显然是不可能的。即便吃一半，也会令人严重发胖。

说到这里，结论也就很明确了。

1. 出现缺铁性贫血状况，首先要明确原因，消除致病根源，比如，失血、消化吸收不良、过度节食等。

2. 为了供应足够的蛋白质、铁和其他身体所需的营养素，必须吃够蛋白质和铁，最好的措施是每天吃 1 ~ 2 两深红色的肉类食材。这些食材中富含的血红素铁特别好吸收，同时它们也是 B 族维生素和锌的最好来源。

3. 为了帮助植物食品中的铁更好地吸收利用，每餐在进餐的同时补充维生素 C 片 1 ~ 3 片。同时还要食用足够的新鲜水果和蔬菜。

4. 大枣是不错的零食和甜食，但并不是解决贫血问题的主要食物。

5. 如果一定要加糖调味，红糖是比白糖好的选择，血糖控制没有问题的女性可以每天适量食用。

最后的忠告是，如果已经达到贫血的临床诊断标准，应当尽快就医，同时全面调整饮食，保证蛋白质和铁的营养供应。情况严重的需要服用药物进行治疗，效果要比饮食调整更快。

千万不要以为喝点红糖水、吃几粒大枣就能轻松解决。吃木耳、海带之类补铁的传说更不靠谱，因为它们的铁利用率更低。

喝茶会让女人营养不良吗

关于喝茶与消化吸收，有很多传说。有人说，茶对营养素吸收不利，会让人贫血，其中咖啡因还会引起缺钙，孕妇、哺乳期妇女和经期女性不能喝。但同时也有人说，喝茶能补充矿物质，让人骨质结实，不容易患上骨质疏松。有人说，红茶能暖胃，普洱茶能帮助消化。还有人说，胃肠消化功能不好的人不能喝茶，咖啡因对胃有刺激。到底什么才是真相呢？

笔者最近看了很多有关茶与健康的研究文章，大致理出一个思路来，和大家一起分享一下。茶对矿物质吸收有什么影响？

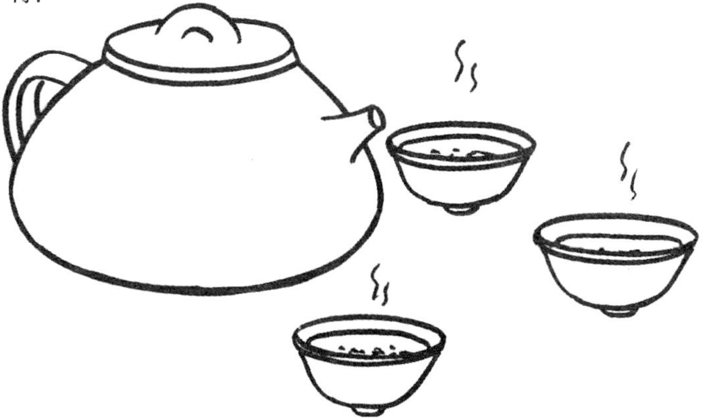

从流行病学和人体试验来看，目前并未发现喝茶会带来钙、铜、铁、锰、锌缺乏的问题，即便在矿物质摄入不足的人当中，结果也是一样。从代谢研究来看，也未发现饮茶会显著影响粪便、尿液中的矿物质排出量。研究发现，摄入红茶提取物或喝浓茶可能会降低铁的吸收率。不过研究证明，用茶来替代每日饮水时，并不会影响到铁的利用率，只有在把铁补充剂放在茶水里一起饮用的时候，或者是把富含铁的食物和茶同食的时候，才表现出降低铁吸收率的效果。

在各种茶当中，降低铁吸收率的效果以红茶最强，绿茶和花茶略弱一些，效果与直接服用 EGCG（茶多酚的主要成分之一）晶体相似。研究者认为，抑制铁利用的效果与茶中所含多酚类物质的种类和含量有密切关系。

除了多酚类物质之外，另外一个影响矿物质吸收的因素是茶里面的草酸。如果把牛奶加入茶里，做成真正的奶茶，那么牛奶里的钙会有一部分被草酸结合而无法吸收。这就是“牛奶不能和茶一起喝”的理论基础。

这个禁忌听起来似乎挺科学，但经不住推敲。这是因为，与蔬菜相比，茶并不是草酸的主要来源。一包袋泡茶中所含的草酸是 4 ~6 毫克/克，每分子草酸可以结合 2 个钙离子，草酸分子量和 2 个钙离子的原子量比约为 1∶ 1。沏一杯茶，也就需要 1 ~2 克茶叶（多数人情况），其中草酸最多不过 12 毫克，损失钙的量也只有 12 毫克。然而，半杯牛奶（100 克）就含有 100 ~120 毫克的钙，即便损失 12 毫克，也只是十分之一而已，无须担心，更不可能像某些禁忌书上写的那样，会造成“骨质疏松”的后果。

多项研究证明，无论是红茶还是绿茶，饮茶的习惯都有利于提高骨矿物质密度。其中的咖啡因成分虽然会促进钙从尿中流失，但茶里面的咖啡因含量并不高，红茶也只有 30 ~ 45 毫克/杯，其中还有更多的物质有利于减少钙的流失，包括其中的氟元素、植物雌激素类物质，以及丰富的钾元素。一项地中海地区的现况研究证明，有饮用红茶习惯的 50 岁以上男女，臀部骨折的风险比不饮茶者低 30% 。

动物研究发现，在切除卵巢的雌性大鼠（模仿卵巢功能下降而绝经的人类女性）中，灌胃热红茶液能提高其体内雌二醇的水平，同时帮助预防其骨质密度的下降。茶中的类黄酮和木酚素等物质均有植物雌激素活性，它们能促进成骨细胞的生成，减少骨质重吸收。

所以，只要膳食中铁的供应充足，特别是食用富含血红素铁的食物，喝茶是不会导致贫血的。喝茶习惯和贫血发生之间没有什么关系，也没有看到经期就完全不能喝茶的证据。而喝茶有益于骨骼，却是实实在在的科学事实。

茶对胃肠功能有什么影响呢?

目前研究发现，红茶提取物有抗溃疡效果，对阿司匹林等药物和酒精引起的溃疡有促进愈合的作用。茶的提取物还能调控胃酸的分泌，促进胃动力。在小鼠实验当中，红茶能够提高胃肠道的动力，这可能与茶中成分对前列腺素等激素和一氧化氮的调控有关。用豚鼠所做实验发现，红茶提取物能促进肠道蠕动，其中对肠动力起作用的活性成分很可能是茶红素。

研究还发现，包括红茶、绿茶、普洱茶，都有一定的抑菌作用，喝红茶能降低消化道中的有害细菌，比如，金黄色葡萄球菌，而喝中国茶较多的人当中，幽门螺杆菌的感染率明显降低。

有研究证明红茶提取物在动物实验当中具有抗腹泻的效应，有调节肠黏膜细胞通透性的作用，并提示茶提取物对肠道菌群平衡可能有所帮助。在药物引发结肠炎的动物模型当中，从红茶中提取的茶红素具有预防腹泻和减少结肠结构损伤的作用。研究者认为红茶对肠道炎症的保护作用可能是由于调控一氧化氮形成、调节细胞因子以及抗氧化作用等机制。

可见，红茶对肠胃有益的说法，看来并非空穴来风。肠胃功能改善之后，对各种营养物质的消化吸收能力都会增强，即便茶本身所含多酚类物质能结合少量的蛋白质和铁，整体效果来说，仍然有助于改善人体的营养状况。

从这个角度看，那些传播“茶和牛奶不能一起喝”“茶鸡蛋不能吃”“吃饭不能喝茶”“女性不能喝茶”之类的说法，都是站不住脚的。

总之，茶的好处甚多。用餐时喝一杯茶不会影响消化吸收，而且，如果用茶替代各种汤菜，能减少一日中食盐的摄入量（一小碗咸味的汤，约含 1 克盐），对于控制血压是有利的，非常值得提倡。

不过必须提到的是，不同的人可能适合不同的茶。红茶对消化道的动力作用和保护比较显著，可能适合那些胃肠功能比较弱或消化道有损伤的人。绿茶的抗菌、抗炎作用比较强，帮助控制血脂和减少脂肪吸收的效果比较明显，可能更适合那些食欲旺盛、消化功能强的人。普洱茶和红茶对于胃酸过多的人可能是不适合的，其中咖啡因含量比较高，而咖啡因不利于控制胃酸返流到食管。如果不知道自己适合喝什么，可以先试一试。身体感觉最舒服的，就是最适合自己的，完全无须勉强。

此外，因为茶叶中含有咖啡因，如果买不到脱咖啡因的茶，又对咖啡因比较敏感，那么最好还是在下午4点以后停止喝茶，避免影响晚上睡眠。有些人对咖啡因特别敏感，空腹喝茶会发生头晕、心悸等不适，那么就要避免喝浓茶，而且在餐后再喝比较稳妥。

看了国内外茶的资料，才发现相关研究十分丰富。茶除了控血脂、控血糖、控体重、抗氧化、抗疲劳、增强免疫、减少大脑损伤、保护肾脏、促进解毒、抑制癌症细胞等，更有抗紫外线和抗皮肤衰老的作用。

下面，就介绍一些适合女性朋友饮用的茶。

养肝舒缓茶

【茶方】

玫瑰花3~5克，当归30克。

【泡法】

将两味茶材一同放入开水中，熬煎15分钟左右，去渣取汁饮用，或者直接用沸水冲泡。

【饮法】

代茶饮用，每日1剂。

【功效】

具有消除疲惫、补血活血、补肾固元、疏肝解郁、养肝明目的功效。

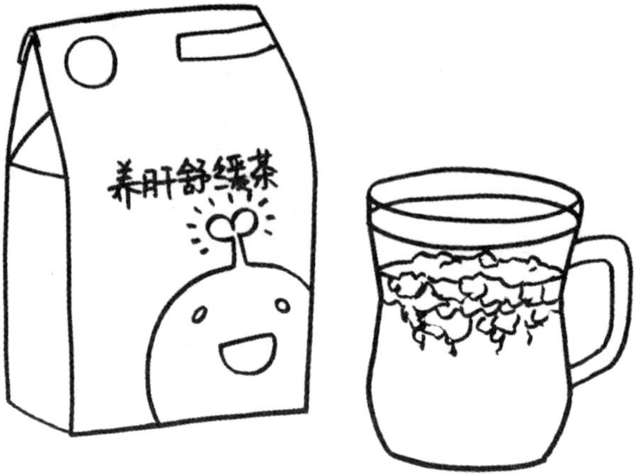

香花园茶

【茶方】

丁香花 2 克，洋甘菊 5 克，薰衣草 3 克，金莲花 2 朵，蜂蜜少许。

【泡法】

将丁香花、洋甘菊、薰衣草、金莲花一起放入玻璃壶内，沸水冲泡，加盖闷 15 分钟后即可饮用。

【饮法】

每日代茶饮用。饮用前可加入少许蜂蜜调味，这样口感会更佳。

【功效】

缓解因肝火旺盛所引起的牙痛、咽喉痛、支气管炎、胃酸过多等症。

郁金甘草绿茶

【茶方】

醋制郁金 10 克，甘草 5 克，绿茶 3 克。

【泡法】

1. 将郁金、甘草洗净，放入砂锅中，注入 800 毫升清水，用中火煮沸。

2. 再改用小火煎煮 10～15 分钟，然后调入绿茶，继续煎煮 5 分钟即可饮用。

【饮法】

每日 1 剂，可随时服用。

【功效】

具有疏肝解郁、理气行滞的功效。

梅子绿茶

【茶方】

绿茶 10 克，青梅 1 颗，冰糖 1 大匙。

【泡法】

1. 将冰糖加入沸水中熬化，再加入绿茶浸泡约 5 分钟。

2. 滤出茶汁，加入青梅拌匀即可饮用。

【饮法】

每日 1 剂，饮用 2～3 次。

【功效】

青梅有消除疲劳、增强食欲和杀菌抗菌的功效，如果与绿茶混合饮用，效果会更好。

甘草莲子心茶

【茶方】

莲子心、甘草各 3 克。

【泡法】

将莲子心、甘草放入杯中，用沸水冲泡 5～10 分钟。

【饮法】

代茶温饮，每日 1～2 剂。

【功效】

具有清心泻火、解毒安神的功效。

桑叶梨冬茶

【茶方】

桑叶 10 克，鸭梨 1 个，天门冬 6 克，生甘草 5 克，优质绿茶适量。

【泡法】

鸭梨切块，将以上五味用沸水冲泡，加盖闷泡 5 分钟。

【饮法】

代茶温饮，每日 1～2 剂。

【功效】

清热生津，润肺止咳。

桂花橘皮茶

【茶方】

干桂花 3 克，橘皮 10 克。

【泡法】

将干桂花、橘皮一同放入杯中，冲入沸水，温浸 10 分钟左右即可。

【饮法】

代茶饮用，每日 1 剂。

【功效】

可燥湿化痰，理气散瘀。适用于痰湿咳嗽。

牛奶红茶

【茶方】红茶1克，白糖15克，牛奶75克，柠檬片3片。

【泡法】

1. 红茶泡为茶水，备用。

2. 将牛奶倒入奶锅中加热煮沸，离火。

3. 白糖、柠檬片、牛奶和红茶水混合，趁热饮。

【饮法】

此茶可代茶饮用，每日饮用1～2次。

【功效】

具有补血润肺、提神暖身的功效，是血虚体质女性的最佳保健饮料。

糯米红茶

【茶方】

糯米50克，红茶5克。

【泡法】

将糯米洗净，放入锅中，加入适量清水煮。至糯米熟时，在煮好的糯米中加入红茶，搅拌均匀即可饮用。

【饮法】

每日1剂，代茶饮用。

【功效】

具有益气养血的功效，可改善身体虚弱症状。

红枣黄芪茶

【茶方】

黄芪5克，红枣10克，枸杞子3克，菊花3～5朵。

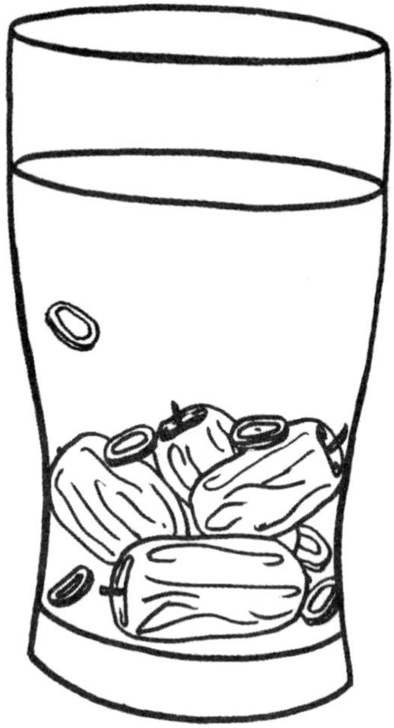

【泡法】

将上述材料比例加大 20 倍剂量，研成粉末。每日取 100～150克，用纱布包好，放入保温瓶中，用沸水冲泡 30 分钟即可。

【饮法】

每日 1 剂，代茶饮用。

【功效】

具有补气养血、生津止渴的功效，适于体质较弱又怕冷的人饮用。

椰香奶茶

【茶方】

红茶包 1 个，椰汁 150 毫升，冰糖适量。

【泡法】

1. 茶壶中放入200毫升沸水，将红茶包放入其中加盖泡5分钟左右。

2. 将椰汁和冰糖加入红茶中，再泡5分钟左右即可。

【饮法】

代茶饮用，每日2~3次。

【功效】

具有暖身、健胃的功效。

健脾红枣茶

【茶方】

红枣250克，小茴香120克，生姜50克，丁香、沉香各15克，甘草9克，盐6克。

【泡法】

将上述茶材共同研成粗末，混合均匀，用沸水冲泡。

【饮法】

代茶饮用。

【功效】

具有固肾健脾、驻颜美容的功效。

对咖啡说NO

自从西方文化进入我国之后，香香浓浓的咖啡逐渐得到了人们的认可与欢迎，不管男女老少都越来越多地拜倒在这种醇香的味道下。尤其是那些生活与工作都比较忙碌而紧张的年轻人，更是经常性地饮用咖啡，甚至已经养成了天天喝咖啡的习惯。浓香味十足的咖啡已经成了他们闲暇之时或者工作劳累之时必不可少的伙伴。

适量地饮用咖啡，具有非常好的提神效果，这是很多人喜欢喝咖啡的一个很重要的原因。当然了，也有不少人，尤其是女人，觉得喝咖啡很有小资情调，所以才爱上了喝咖啡。不管由于什么原因，很多女人开始每天一杯接着一杯地连续喝咖啡已是事实。长此以往，她们的健康与美丽可就要遭殃了！

咖啡喝多了，当心不孕

医学专家们通过大量的研究发现，人们不适合过多地饮用咖啡，女人更是如此。如果女人长时间大量地饮用咖啡，那么将会对其身体健康造成非常严重的不良影响。女人过多地饮用咖啡不但很容易诱发很多种疾病，更重要的是还会给女人的卵巢带来非常大的伤害。

美国一项调查研究的结果显示，没有生育的女性每天饮用过多的咖啡，极有可能导致日后受孕的概率降低。据统计，与从来都不喝咖啡的年轻女性相比，平均每天喝咖啡超过 3 杯的女性，其受孕的概率就会大大降低，大约会降低 27%；平均每天喝 2 杯咖啡的女性，其受孕的概率也会降低，大约会降低 10%。

这是为什么呢？原来，咖啡中含有相当丰富的咖啡因，如果女性过多地摄入，不仅会对心脏造成巨大的负担，而且会对雌激素的分泌产生不良的影响，使雌激素的分泌量减少。而女性体内雌激素的水平下降，就极有可能对其卵巢的排卵功能造成非常不利的影响，促使其受孕的概率大大降低。

警惕：咖啡对你的容颜与健康的威胁

与此同时，雌激素的分泌减少不仅会影响女性的容颜，使其过早地衰老，成为难看的“黄脸婆”（上文已经介绍过这部分内容，这里就不再赘述了），而且还会严重地影响着女性的身体健康。比如，如果女性的身体中缺乏雌激素，那么她就会莫名其妙的感觉心跳加快、难以入睡、月经不调……但是，到医院进行检查又找不出任何异常的地方。这种“浑身上下不舒服的感觉”，实际上正是因为女性体内雌激素水平下降而导致自主神经紊乱的表现。

除此之外，雌性激素对于女性心血管系统还具有非常好的保护作用。比如，医学专家通过调查研究发现，女性在绝经之后，冠心病发病率及并发心肌梗死的死亡率会随着其年龄的不断增长而增加，并且已经成为导致女性死亡的一个相当重要的原因。不仅如此，不少女性还会患上高血压或者血压波动，有些女性经常会出现类似于心肌梗死的症状，如心悸、心痛、胸闷等，这些都与女性在绝经之后体内缺乏雌激素有着非常大的关系。

由此可以看出，雌激素对于女性的美丽与健康是多么重要。所以，亲爱的女性朋友们，为了美丽的容颜，为了身体健康，以后还是少喝一些咖啡吧。

柠檬水中藏着几个误区

柠檬水，一向被赋予了“美容饮料”的好名声。它味道清新，又含有维生素 C，是时尚女性最喜欢的饮料之一。不过，你是怎样泡柠檬水的？泡的时候有没有一些纠结呢？

关于柠檬水还有很多奇奇怪怪的说法，甚至是很多禁忌和误解。这里就把常见的误区总结如下，看看你有没有中招。

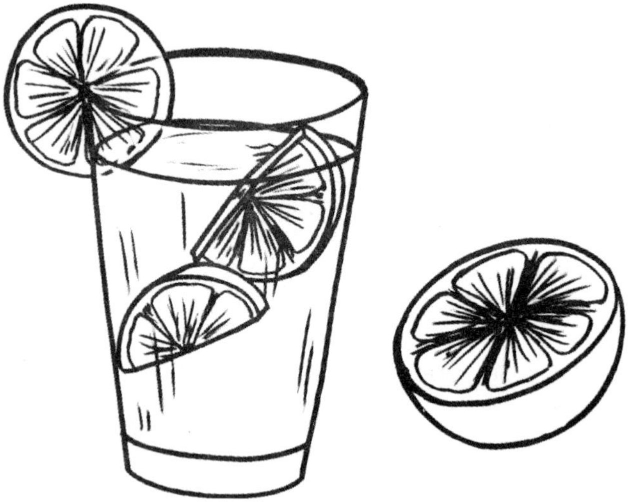

有关柠檬水 1：泡得浓点好？

柠檬泡水一定要淡，一片带皮柠檬泡一扎水，能倒 3 ~ 4 杯。这样的柠檬水没有很浓的酸味，不加糖或蜂蜜即可饮用，这样所含能量更低。柠檬一定要带皮，切片一定要薄，因为皮的部分含类黄酮更高，可能比柠檬果肉更值得泡，柠檬精油也主要在皮里面，薄切则柠檬皮中的香气成分容易泡出来。柠檬皮，包括其他柑橘皮，都含有一些苦味的类黄酮物质，比如橙皮甙、柚皮甙之类，它们也都是有益成分。有一点淡淡的苦味，和酸味配合，天热时喝了之后更有解渴的感觉。

有关柠檬水 2：不能用热水？

有人说柠檬不能用热水泡，怕维生素 C 损失。实际上，泡柠檬的水不能太凉，否则香味泡不出来。由于柠檬的酸性较强，维生素 C 在酸性条件下耐热性较好，没有想象中那么容易损失，泡柠檬片的水温度高于 60℃ 完全没问题。再说，喝柠檬水也不是仅仅为了那点维生素 C。温度升高的时候，食物的酸味会更浓一些，所以热柠檬水也会显得更酸。解决这个问题很简单，只要把柠檬水稍微凉凉再喝就可以了。

有关柠檬水 3：会促进结石？

有人说柠檬水不能和富含钙的食物一起吃，钙和柠檬酸会结合成沉淀，甚至在体内生成结石，这可就是谣言了。柠檬酸钙微溶于水，四水柠檬酸钙的溶解度是 0.02 克/100 克水，似乎不高，但柠檬酸钙却是制作补钙产品的良好材料，因为它不需要胃酸帮忙就能被人体吸收。实际上，柠檬酸不会像草酸那样促进肾结石，相反，柠檬酸等有机酸是有利于食物中钙、镁、铁、锌等多种矿物质吸收的。研究证明柠檬酸对肾结石的预防也是有利的，甚至已经用于肾结石的治疗当中。

有关柠檬水 4：胃病不能喝?

有人说胃病患者不能喝柠檬水，因为酸性太强会刺激胃，胃酸过多的更不可用。但实际上用一片柠檬来泡一大瓶水，泡出来的柠檬水味道很淡，根本没有可乐之类甜饮料那么酸，也不至于会造成胃溃疡，毕竟不是喝纯柠檬汁（纯柠檬汁 pH2. 5 左右，和可乐相当）。由于柠檬酸有利于多种矿物质吸收，西方人喜欢把柠檬汁挤在鱼、肉、蛋上，认为能帮助消化。对消化不良者来说，在柠檬水中加薄薄一片姜，就餐时饮用，对促进消化液分泌会有好处。

有关柠檬水 5：白天不能喝?

有人听说柠檬水能美白，但也有人听说柠檬是一种“感光食品”，担心白天喝柠檬水之后皮肤会起斑、变黑。但这个说法仅限于传言，尚未看到相关研究证据。甚至还有信息说维生素 C 是感光物质，如果真是这样，所有水果、蔬菜都含维生素 C，难道人们白天什么蔬果都不能吃了？——显然是十分荒谬的。从科学角度来说，食物中的主要光敏物质包括叶绿素、核黄素、血红素。要说吃了光敏物质就长斑，大概首先红肉就不能吃了（血红素多），奶类也不能吃了（核黄素多），绿叶菜和猕猴桃都不能吃（有叶绿素），看来白天只能吃粮食了！这样不都成笑谈了，所以此说法不攻自破。

有关柠檬水 6：柠檬是酸性？

由于“酸性食品导致酸性体质”之说深入人心，柠檬水是酸性食品还是碱性食品，一直让很多人非常困惑。明明喝起来是酸味的，pH 也是呈酸性的，为何还有“碱性食品”之称？这是因为柠檬中虽然有柠檬酸，但柠檬酸可以在体内完全代谢生成二氧化碳和水，随着二氧化碳呼出体外，酸性也就消失了。而柠檬中的钾、钙等离子，却以金属阳离子的形式留在体内。这些离子都可以与酸根离子结合，可以降低尿液的酸性，故而被称为“碱性食品”。不仅柠檬，绝大多数水果都是呈碱性食品。这一点对于痛风和高尿酸血症患者特别重要，因为尿液呈碱性时，尿酸会形成盐，较容易被身体排除，可以减少痛风发作的危险。至于“酸性体质”这个词汇，本身就不太科学，还是忘记它的好。

有关柠檬水 7：柠檬怎么储存？

有人问，每次才用一片柠檬，那剩下的怎么办？其实不用太担心。柠檬果实的储藏性相当好，所以当年林德医生才会建议航海者在船上携带柠檬。柠檬久存的问题主要是表面变干，但干了之后仍然可以用，内部仍然多汁，放一个月都没问题。切开的柠檬表面涂一点蜂蜜，用保鲜膜包上，在保鲜盒里放两三天是没问题的。这是由于柠檬酸度大，大部分微生物往往知难而退。柠檬干也可以用来泡水，但因为皮的香气已经失去，维生素 C 也有损失，柠檬水的香味会打不小的折扣，但仍然可以用来做柠檬茶，能提供一些柠檬酸和钾元素。还有个柠檬保存小窍门，将柠檬洗净，插入一支吸管，挤汁儿，取出吸管，在洞眼处覆盖保鲜膜入冰箱冷藏，能存3~5天。

经常吃南瓜，润肤排毒效果好

清代名臣张之洞曾建议慈禧太后多食南瓜。清代名医陈修园说："南瓜为补血之妙品。"《本草纲目》称南瓜有补中（脾胃）益气之效。《医药纂要》也指南瓜有益气救肺之效。你一会好奇，南瓜为什么会受到这么高的评价呢?

南瓜又名麦瓜、番瓜、倭瓜、金冬瓜，为葫芦科植物南瓜的果实。原产于亚洲南部，现已在我国各地都有栽种嫩果、老果兼食。嫩瓜可做蔬菜，味甘适口，是夏秋季节的瓜菜之一；老瓜可做饲料或杂粮，故不少地方又称之为"饭瓜"。

中医学认为：南瓜味甘，性温，具有补中益气、消痰止咳的功能，可治气虚乏力、肋间神经痛、痢疾等症，还可驱蛔虫、治烫伤。确实，南瓜的营养成分较全，营养价值也较高。嫩南瓜中维生素C及葡萄糖含量比老南瓜丰富。老南瓜则钙、铁、胡萝卜素含量较高，这些对防治哮喘病均较有利。南瓜里含有大量的亚麻仁油酸、软脂酸、硬脂酸等甘油酸，均为良质油脂，常食用可预防中风。其种子——南瓜子还能食用或榨油。常吃炒南瓜子（每日以20~30克为宜），可预防中风。

对于爱美丽的女性来说，南瓜更是不可少的食物。因为，常吃南瓜，可使大便通畅，肌肤丰美，美容养颜。近两年，随着国内外专家对蔬菜的进一步研究，南瓜自身特殊营养和药用价值，在国际上已被视为特效保健蔬菜。

一天吃三枣，青春永不老

人人都怕变老、变丑，特别是女人。那么怎样才能让自己变得美丽和青春永驻呢？其中一条经验就是：坚持每天吃三个枣。因为，红枣具有极佳的美容功效。

民间有“一日食三枣，百岁不显老”“要使皮肤好，粥里加红枣”之说。中医认为，红枣最能滋养血脉，向来被民间视为补气佳品，可医治面容枯槁、肌肉失润、气血不正等症。红枣亦能防治贫血、发绀、妇女更年期情绪烦躁等症。

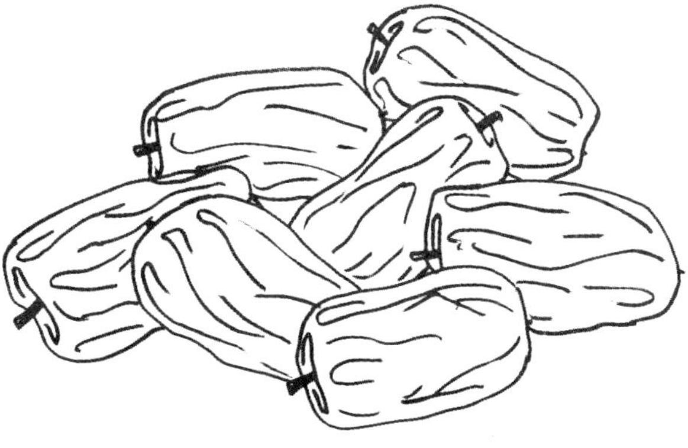

现代医学表明，红枣含有维生素A、维生素C、维生素B_2等多种维生素，称得上“百果之冠”。红枣中还含有益于健康的化学成分如谷氨本酸、赖氨酸、精氨酸等14种氢基酸，苹果酸、酒石酸等6种有机酸，黄酮类化合物及磷、钾、镁、钙、铁等36种微量元素。其中，环磷酸腺苷具有扩张血管的作用，可改善心肌的营养状况，增强心肌收缩力，有利于心脏的正常活动；山楂酸具有抗疲劳作用，能增强人体的耐力。此外，红枣还能减轻毒性物质对肝脏的损害。

可见，红枣的药用价值非常高，医学文献中记载着许多以红枣做食疗的药方。例如，红枣去核，加胡椒煮熟后，去胡椒吃枣喝汤能治胃病；用大枣100克浓煎，食枣饮汁，日服3次，能治贫血；将红枣与淮小麦、甘草煎汤饮服，对血小板减少性发绀、妇女更年期发热出汗、心神不定、情绪易激动等均有调补作用。

因此，红枣又被称为“木本粮食”。吃枣可以治病，可以充饥，可以强身健体。

需要注意的是，大枣腐烂后，会使微生物繁殖，枣中的果酸酶继续分解果胶，产生果胶酸和甲醇，甲醇可再分解生成甲醛和甲酸。食用腐烂的枣，轻者可引起头晕，重则危及生命，所以不要吃腐烂变质的枣。

养乳豆浆，天天养乳房

乳白香醇的豆浆素来受人喜爱，同时又是一种老少皆宜的营养食品，在欧美国家享有“植物奶”的美誉。更重要的是，对女性朋友来说，豆浆是一道宽心理气、疏肝解郁、养护乳房的饮品。

王女士去看中医，她说：“我的脾气比较暴躁，特别容易发怒，经常出现情绪不稳定，甚至失控的现象，而且在经期前乳房经常会有些许疼痛的感觉。有的时候，这种疼痛感会很严重。我经常听人说‘是药三分毒’，所以我不想吃药，能不能通过食疗法来解决这个问题呢?”

随后，中医给王女士做了相关的检查。根据王女士的要求与检查结果，中医建议王女士多喝豆浆，尤其是五谷豆浆。王女士听从了中医的建议。一段时间以后，王女士的情绪已经稳定下来了，不会再动不动就激动、失控了，而且经期前乳房疼痛的症状也消失了。

豆浆的功效

豆浆中含有十分丰富的营养，不仅很容易消化吸收，还可以滋养乳房，防治各类疾病，比如，高血压、高血脂、缺铁性贫血、动脉硬化等病症。我们以五谷豆浆为例，五谷豆浆一般是由红豆、绿豆、黄豆、燕麦片、大米、黑米制作而成的。其中，红豆宽肠理气；绿豆具有清热解毒的功效；黄豆含大量植物雌激素；燕麦、大米与黑米中含有较多的蛋白质、氨基酸。所以，经常食用五谷豆浆，可以达到疏肝解郁、宁心安神、养护乳房的效果。

爱心贴士

第一，不要喝未煮熟的豆浆，因为未煮熟的豆浆中含有毒物质，会影响蛋白质的代谢，使之出现循环障碍，并且诱发中毒症状。

第二，红糖中含有机酸，可以与豆浆中的蛋白质进行结合，生成变性沉淀物，破坏豆浆中的营养成分，所以，不要将红糖与豆浆一起食用。

第三，不要空腹喝豆浆。如果空腹喝豆浆，那么豆浆中的大部分蛋白质会转化为热量而消耗掉，不能使其补益作用得到充分发挥。所以，女性朋友在喝豆浆的时候，最好先吃些淀粉类食品。

第三章

晚上睡得好，白天精神好

晚上睡得香，八十高龄仍年轻

睡梦中的女人，舒眉浅笑，撩人心弦，此时是女人一天中最放松、最美丽的时刻！那张床，以及床上摆设的各类用品，都在静静地呵护着睡梦中的你。

睡梦中的女人最美

晚上，沐浴过后的你对着镜子做足了睡前的美容功课，然后，嘴角微微上扬，睡前给自己一个甜美的微笑，来到床边，掀开被子，将自己整个融入床中，松软的枕头和带有阳光气息的被子，带着你进入梦的故乡。

那么，如何去体会这份意境，去尽情地吮吸睡眠所给予女人的美丽呢？

床，要摆在合适的位置上

首先，要为床找个合适的位置进行摆放。

在方向方面。专家研究表明：床的摆向宜南北不宜东西。这主要依据地球的磁场方向为南北，磁场里的铁、钴、镍三种元素与人体内的这三种元素相对应。特别是铁元素，如果睡眠方向脱离磁场方向，血液中的铁的布局就会相应地发生改变，大脑的血液分布被改变后，人便会出现失眠、多梦等症状，而一个失眠、多梦的女人，是无法睡美的。

在位置方面。床不能摆在窗户下面或者正对着客厅。不能摆在窗户下面是因为在窗下容易使人产生不安全感，而且容易因处于通风口而患病。如果将床摆在正对着客厅的位置也是不合适的，这是因为客厅通常是会客的地方，当有客来访的时候，卧室中的你就会慌忙起身而感觉慌乱，这样“惊”若脱兔地待在床上，那份平和而宁静的睡眠是无法获得的。

此外，床的对面不要摆放镜子。这是因为当你无意中夜半醒来的时候，或者当你从噩梦中惊醒的时候，猛一睁眼，镜子中那个黑暗的自己会吓你一大跳。这种惊悸，会长期萦绕在你的头脑里，从而影响你的睡眠。

床垫，必须适合自己

那张床，还必须有一张适合自己的床垫。

几年前的一部外国电影里，有这样一个场景：女主角像猫儿一样地将身体蜷缩在大大的睡床上，手中拥着软软的鹅毛枕头，一袭薄纱似的被子，当镜头拉长的时候，浮现床面的，仿佛只有女主角贪睡而又满足的洋娃娃般的脸。于是很多女性便觉得，软软的床才是世界上最舒服的床。

可是真正睡过软床的人才知道，太软的床睡上一晚的话，竟是腰酸背痛的。专家指出，最合适的床垫，就是当你仰卧于整个床中时，身体的各个部位都能够与床垫紧紧结合在一起，如颈、肩、背、腰、臀、腿；当你侧卧时，脊椎不会出现弯曲现象；当你用各种姿势在床上分别停留 5 分钟后，如坐、躺、卧等，身体中的每一个部位都没有出现不适感，那么这张床垫，就是适合自己的床垫。

在选用床垫时有一个小窍门。如果你的体重比较轻，那么可以选购一些较软的床垫，因为体重轻的人不会产生太大的压力，如果选择一些比较硬的床垫，身体的各部位就不能与床垫亲密接触，这是因为人的身体不是一个平面，不是笔直的，有一定的弯曲度，所以体重较轻者选择的床垫也要有相应的软度。相反，如果你的体重比较重，那么尽可以选择一些较硬的床垫，因为你的体重产生的压力可以使那些较硬的床垫与你身体的各部位紧密接触。而如果仅凭主观喜好去选择过软或者过硬的床垫，那么你就有可能让自己的睡眠受床垫所累。

同时比较重要的一点，就是一定要买质量好的床垫，不要贪图便宜去选择低价位床垫。因为如果床垫的质量不好，床垫的整体很容易发生变形，从而对人的形体平衡、血液循环都会造成不利的影响。一觉醒来，周身不适的你又如何以饱满的状态去迎接新一天的工作与学习呢？

关于床垫的选择，还要注意面料的性质，我们应该选择透气性能相对较好的面料，纯棉、纯羊毛、亚麻，都是不错的选择。

床上用品，与“享受”一词有关

当选好了一张适合自己的床，此时还需要一套舒适的床上用品。

人在床上的时候，与在我们生活当中任何其他位置上的心情都不一样，在床上可以舒展四肢，心情惬意，懒洋洋地睡到天亮。床在人的心目中，和“慵懒”这个词有联系，也和

“享受”这个词有关。

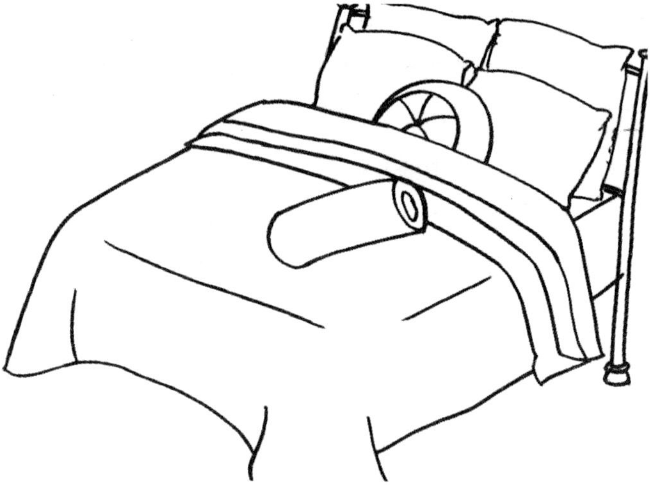

一套能够让你有舒适感的床上用品，会让你的慵懒和享受情趣变得美丽起来；会让你深沉于慵懒与享受的梦境，如同喝着下午茶，听着一首古老的乡村音乐，沉浸着夕阳之美一样地轻松。睡在这样的梦境里，纵然抛了世界，又何尝不值得？

首先是床上用品颜色的选择。应该选择颜色柔和、淡雅的床上用品，因为过深或者过艳的床上用品会让人产生压抑或者烦躁的情绪，这样反而使人难以平稳入睡，而浅蓝或者淡绿却容易让人有心底清凉的感觉。不过，据说选用黑红相配的床上用品，有助于睡眠，这对患有失眠症的人来说是个不错的选择。

被子的面料可以具体问题具体分析，如果室温较高的话，可以选择蚕丝被、羊毛被等，这些面料既质地轻柔又吸湿透气，同时皮肤接触起来也很舒服。如果室温较低的话，可以选择棉被、羽绒被等，这些面料保暖性好，而且价格也便宜。与被子相关的还有床单和被罩，床单和被罩应该选择棉布面料的，因为棉布面料吸湿和排湿的效果非常好，能够给人带去清爽的感觉。

除了被子，还有枕头的选择也是非常重要的。

像鹅毛软枕这样质地较软的枕头其实并不适于睡眠。因为过软的枕头不能使头部保持适当、稳定的高度，容易产生颈部疲劳，甚至还会影响我们身体的整个血液循环。当然，这也不是说枕头越硬越好，过硬的枕头反而会使头部与枕头不能充分接触，头部会感觉非常不适。

适于人体睡眠的枕头应该是当人仰卧的时候，能与头部和颈部自然和舒适地接触，恰当迎合人体颈椎部位的生理弯曲，所以枕头应该以有些软并且稍有弹性为宜。

对于枕头的填充物，在我国比较常用的是荞麦皮，这种填充物既清火除热，松软有度，又具备一定的弹性，比较适合睡眠时使用，是较理想的枕头填充物。但是要注意定期进行拆洗，时刻保持枕套及枕巾的干净，以及保持荞壳的干爽与松软。

如何判断你目前所用的枕头是否适合你的睡眠呢？很简单，早晨醒来的第一件事就是感受一下自己的颈椎，如果颈椎有疲劳感，或者头部有疼痛的感觉，或者甚至有气喘、鼻塞的感觉，那么，你的枕头真的需要换一换了。

就这样，一张位置摆放正确的床、一个适合自己的床垫、一套舒适的床上用品，成全着你的睡眠，呵护着你的睡意。夜里，把自己沉浸于自己细心搭配的睡床之中，让夜女神降临你的梦乡。一觉醒来，欣然地迎着早晨的第一缕阳光，满意地伸一个舒展的懒腰，起床，洗漱完毕，坐到镜前，嘴角微微上扬，镜子中那个眼波清澈、貌美如花、面色姣好的女人就是你。

安静地睡个好觉就可以了

女人以静为美，睡眠以静为优

女人以静为美，睡眠也以静为优。安静的环境更有助于提高睡眠的质量。然而，在我们的日常睡眠中，很多不可避免的声音扰乱我们的睡意，影响我们的睡眠质量，损害我们的身心，破坏我们的美丽。

每当夜深，空调与冰箱嗡嗡的声响、水管哗哗的水流声、窗外的车来车往的鸣笛声，使疲累一天的你我始终不能深睡，这些令人厌恶的声音甚至掺杂进我们的梦境中。于是，噩梦接二连三地袭来，猛然惊醒，满头满身的冷汗，水一般湿透全身。摸摸自己的脸，既冰凉又湿漉漉，心揪成了一团。紧张、呼吸急促、心跳加速，再次躺下，却再也无法入眠。

第二天，你全身无力，心力交瘁，没有精力去应对高强度的工作和学习。长此以往，你发现自己再也无法入睡，耳边总是响起鸣笛声；你浑身无力，每天精神恍惚、失魂落魄。这样的女人，即便容颜再精致，也不会给人美丽的感觉；纵然是美，也不过是林黛玉的病态罢了！

研究表明，人的听觉器官最高可以承受 30 分贝，如果人在睡眠的过程中，环境噪声超过 30 分贝，睡眠就会受到打扰。

实际上，影响我们睡眠的声音并不局限于 30 分贝以上，在很多时候，钟表的嘀嗒声以及家人起夜的轻微声响，都会使你无法入睡。

远离噪声，美丽就会眷顾你

为了改变这种不良的睡眠状态，需要我们主动地去改变一些细节。

如果你的住所处于公路两侧或者比较嘈杂的闹市和小区，那么，你应该将自己家的窗户进行一番改造，把最外层的窗玻璃改成中空的双层玻璃，因为这种中空的双层玻璃隔音效果比较好，能够将外界传达进来的声音降低很多。

如果家中的冰箱或者空调是因为老化而出现较大的噪声，那么，你可以考虑选择一台新的机器，目前市场上可供选择静音的空调与冰箱种类很多，你可以很方便地依据自己的喜好进行选择，选择适合自己睡眠的机器。不过，值得注意的是，空调的噪声也许和安装有关，安装不当也会产生很噪声，所以如果空调的噪声比较大，最好先和商家联系一下，请售后服务人员来进行检查，看看是否是安装的问题。另外，晚上最好将卧室的门关上，以隔断客厅或者厨房的电器以及其他物品发出的声响。

还有，最好不要将闹钟放在床头柜上，如果需要闹钟提醒你起床，那么可以选择用你的手机定时，这样可以避免钟表的嘀嗒声影响你的睡眠。

一个美丽的女人，不在于容颜是否完美，而在于是否有着迷人的朝气和健康的气色，因此不要让噪声影响女人的美丽，远离噪声，美丽就会眷顾你。

不妨每天积累 30 分钟的睡眠

无论如何，睡觉这件事不能省

如果累了，可以省省力气；如果钱不充裕，可以计划着理财。奉劝忙碌中的人们，无论如何，睡觉这件事不能省！

每天有充足的睡眠对任何人来说都非常重要，尤其是对女性来说更为重要。可是，究竟多长时间的睡眠才算作充足的睡眠呢？

有权威研究表明，20 岁以上的成年人，每天最佳的睡眠时间是 6. 5 小时。只有每天保证 6. 5 小时的高质量睡眠，大脑才会有充分的休息时间，才能够将精神调整到最佳状态，这样才有利于整个人的身心发展。研究人员是根据人体的生物钟循环原理和体内各种元素的变化，以及人的情绪、皮肤、生活习惯和饮食结构等因素综合得出这个结论的。

但是，调查显示有很多人长期受到失眠的折磨。其中，女性失眠人数要高于男性；脑力劳动者中从事管理岗位或者技术岗位的人患有失眠症的比例较高。

我们都喜爱关注明星，羡慕明星拥有好的肌肤，渴望知道明星的保养秘诀，但是许多明星在谈到如何保养这一问题的时候，都提出了优质和充足的睡眠是保养、美容、瘦身的前提。

所以，再次奉劝忙碌中的人们，无论什么情况，睡觉这件事不能省，每天 6.5 小时的睡眠最好要保持住。

另外，需要注意的是，睡眠的时间最好选在晚上 10 点钟左右，因为 10 点钟是人体内的促睡物质分泌最为旺盛的时候，选择这个时候入睡容易进入深睡眠阶段，从而获得较好的睡眠质量。如果超过了 12 点再睡，那么即使睡的时间再多，也容易造成夜惊和产生疲劳的低质量睡眠。

每天保证半小时的睡眠积累

对女人来说，睡眠的时间最好在 6.5 小时的基础上稍加延长，延长至 7 小时以上，这就像是将钱存进了银行一样。当女人步入中年，这每天存储的半小时睡眠积累将会连本带利地回报给女人，一个巨大的财富——苗条。

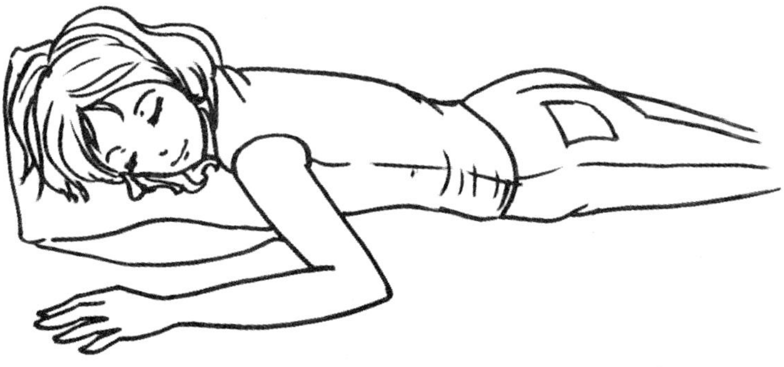

研究人员发现，每天难以保证充足睡眠的女性，尤其是每天睡眠时间不到7小时以上的女性，进入中年后，其变胖的概率要远远高于每天有7小时以上睡眠时间的女性。看来，睡眠问题已经影响到人的一生的体重变化了。

古语云“有钱难买老来瘦”，随着年龄的一天一天增长，人的体重也在不断增长，并且成为一种惯例。这种被大多数女人不喜欢的惯例实际上只要保证每天增加半小时的睡眠积累就能解决，这不得不说是一种神奇的现象。而体重增长到一定程度，各种与肥胖相关的疾病便会自动找上门来，如此一来，反倒不如从现在开始，每天多睡半小时为好，既简单，又减少疾病的困扰。

睡眠是我们生活当中非常重要的一部分，睡眠时间对女人来说更是至关重要的，养成一个健康良好的生活规律，每天按时上床睡觉，保证自己充足的睡眠时间，是女人对自己一种由内而外的调整，这种调整带来的改变也是由内而外散发的。

选择一个舒服的睡姿

睡眠，是女人最好的化妆品，一个好觉，是女人最好的美容师。睡觉看似很简单，但里面有很多讲究，即使是一个小小的睡姿，也会悄悄地影响着我们的美丽呢！

美丽是睡出来的

女人的美丽是睡出来的，这一点毋庸置疑。

睡觉不只是一种本能，也是一门学问，需要我们细细研究。

你或许有这样的情况：常常在睡醒后觉得脖子酸痛，或者常常一睡不醒，更或者夜夜惊梦，却不知道为什么会出现这些情况。

有的时候你会归咎于枕头，你以为“高枕无忧”，却发现高高的枕头让你半夜便觉得全身酸痛而无法入睡；第二天醒来，你的脖子甚至无法转动，原来是“落枕”了。索性你换个低枕头，可是无济于事，你依然整夜辗转反侧，始终觉得脖子下面缺少一个支撑。

这时，你需要注意了，或许是你的睡姿出现了问题。

错误的睡姿对于睡眠质量的影响是非常大的。睡眠质量出现了问题，你的精神状态也会大打折扣；一个精神萎靡的女人，只能自嘲“睡眼朦胧”了。

所以，你最好选择一个正确并且最为有助于睡眠的睡姿。

卧如弓——选择右侧卧

俗话说：“站如松、坐如钟、卧如弓。”由此可见，古人讲究的正确的睡觉方式应该是侧卧，因为一个人如果仰卧或者俯卧，身体不可能会呈“弓”字形。但问题又来了，到底向哪个方向侧卧正确呢？

在睡眠方面颇有研究的专家得出的结论是，睡眠最好的姿势是右侧卧。这是因为人的心脏位于身体的左侧，所以需要保持身体的左侧向上，这样可以避免身体对心脏的压迫，全身也可以得到放松。在放松的状态中入睡，无疑可以提高睡眠质量。

不提倡仰卧。因为仰卧会对人的脊椎产生压迫，也会影响到坐骨神经，不利于人体的健康。更不提倡的是俯卧，也就是所谓的趴着睡。这种睡姿对于腰椎和背部肌肉都会有损伤。

如何避免熟睡后仰睡或者俯睡

你也许会说，我可以保证在睡前选择右侧卧，但熟睡之后人的动作是无意识的，无法确保自己不在熟睡过后恢复习惯性的仰睡或者俯睡。

其实，做到避免熟睡后仰睡或者俯睡也不难。如果你有着长期而且很固定的睡姿，并且很难改正，有一个小窍门那就是借助于一个稍软的枕头。

如果你喜欢仰睡，那么就在你大腿下放个枕头，垫高双腿，避免腿部平躺。如果你喜欢俯睡，那么就在你腹部垫个枕头，避免腰椎下沉，腰椎下沉很容易产生俯睡。如果你很想将睡姿改为侧卧，那你就找一条带子，将枕头轻轻地固定在后腰部，这样当睡觉时你无意中翻身改变睡姿的时候，背部的枕头会阻挡你进行改变，提醒你转为正确的睡姿。

睡觉看似是一件很简单的事情，但你也要用心去睡。如此，才能睡出美丽和健康。

中午小睡，滋养妙方

中午，还是睡一会儿为好

“午时”是指上午 11 点至下午 1 点的时间，此时“阳盛阴衰”，中医认为“阴气尽则寐”，也就是小睡片刻。午睡时间不宜太长，最好在 30 分钟左右，一定不要超过 1 小时。如果午睡时间过长，醒来后身体会感到更加疲倦，精神气也不足，而且会影响夜间的睡眠，晚上不能很快入睡。

其实我们每个人都有过这样的体会，无论晚上睡眠多么充足，但是当投入工作或者学习之中以后，几乎没有人能精神饱满、激情四溢地从早晨一直忙碌到晚上。通常是一到中午，尤其是午饭过后，便觉得有些困意，即使中午不睡觉，也是无精打采地坚持着，整个下午都没有一点精神。一个整天无精打采的美女，少了飞扬的神采，恐怕魅力也会衰减几分哟！

所以，中午，睡一觉为好。

勇敢地向睡眠宣战

当睡眠成为一种奢侈品时，我们要做到：众人皆睡我独醒。为了改变睡眠质量差的现状，我们需要付出一些坚持和努力，那就是每天坚持为自己做一份催眠食品，付出很少的时间和劳动，却能收获良好的睡眠。

包着果皮的安眠药

失眠的危害深入人心，所以一旦出现失眠现象人们会产生恐慌。为了改变这种现状，有的人急功近利，寻求灵丹妙药，滥服药物，从而产生药物依赖，药是越吃越多，觉却越睡越难。

不要私自选择药物，应去医院配合医生的治疗。如果想用更简单、更安全的办法缓解甚至彻底改善睡眠状况，不如从饮食入手，从内部调节做起，向失眠宣战。食补胜于药物治疗，这是中国人几千年来一直所遵循的。

在夜深人静的时候，尤其是家人都入睡的时候，如果你总是胡思乱想，辗转难眠，这时你最大的愿望就是，有一颗可以让你快速入睡的安眠药。但是，人们都知道是药三分毒，所以很多人在失眠和药物面前难以抉择。

此时如果告诉你有一种既可以让你安然入睡，又不会产生任何毒副作用的安眠药，你肯定会迫不及待地问，这是什么神药？快给我也来一颗吧！

但如果说这种安眠药就是普通的香蕉，你肯定不相信。

的确，香蕉是可以安眠的，香蕉又被称为“包着果皮的安眠药”，之所以有这个称号是因为香蕉中含有可以使肌肉放松的镁元素，而镁元素具有很好的催眠作用。

调节睡眠的膳食配方

有一些膳食配方有调节睡眠的功效，但是需要我们花费时间去准备和制作。下面就为女性朋友介绍几种简单的膳食配方。

蛋黄牛奶。取 500 克牛奶，牛奶中加入 2 只蛋黄，在锅中煮，以鸡蛋煮熟为准，煮熟后服用，有镇静安神的作用。

小米枣仁粥。将 100 克左右的小米（依个人食用量为准）煮粥，粥熟后加入适量枣仁粉，将其搅拌均匀，在食用前再加入 1 勺蜂蜜，每天吃 2 ~ 3 次。具有宁心安神、治疗夜惊的功效。

酸枣仁粥。用 100 克粳米煮粥，等到粥快熟时加入酸枣仁粉继续煮，直到煮熟，空腹食用。可以缓解失眠、多梦、心烦等症状。

大枣果核汤。取 50 克左右的红果核粉，放入 7 ~ 8 个撕碎的红枣，放进砂锅中，加入少许白糖，再加入适量白水，等到水烧开后文火煮 25 分钟左右，服用滤出的汤汁。每晚睡前半小时将汤汁温热后服用，每煮 1 次大枣果核汤，可分 3 次饮完。本汤能安神助眠，宁心静气，对失眠的治疗效果优佳。

龙眼茶。将一份龙眼肉与半份冰糖用沸水冲开，加盖稍闷后即可服用，随冲随饮，非常方便，每天可服用数次，最后不再冲的话可将龙眼肉吃掉，对精神不振、思虑过多、失眠多梦等症状都有明显的效果。

龙眼洋参汤。将一份龙眼肉与1/5份的西洋参一同放在搪瓷盆中，可以加少许的白糖，将搪瓷盆放入加水的锅内，煮1小时左右即可。长期服用龙眼洋参汤，可以改善睡眠。

黄花瘦肉汤。将黄花菜与适量的瘦肉丁，加入调料，按照熬汤的方法，熬成汤，经常服用有助于改善睡眠、缓解失眠多梦的症状。

上面介绍的几种治疗失眠的膳食配方简单易学，容易操作，而且不会花费太多时间，对工作繁忙的工作阶层来说是个不错的选择。

需要特别注意的是，最好在睡前的1～2小时内不要再吃东西，避免给内脏带来负担或者导致肥胖，以及出现频繁夜尿而影响睡眠。

当然，仅仅依靠饮食配方想到达到完美的调节功效是不容易的。如果我们可以不断调节自己的心理状况，每天保持愉悦的心情，再加上合理的饮食和生活习惯，那么，想睡不好都难。

女人，只要你付出坚持与努力，那么，当美丽来的时候，挡都挡不住，幸福也会随之降临。

克服失眠，一觉睡到天亮

深夜渴望睡觉却怎么也无法入睡，数了几万只羊依然没有半点睡意，就算是从羊换成牛也无济于事。长期处于这种状态下，影响工作与生活还算事小，更可怕的结果是，失眠的前方，有一种病，叫作抑郁。

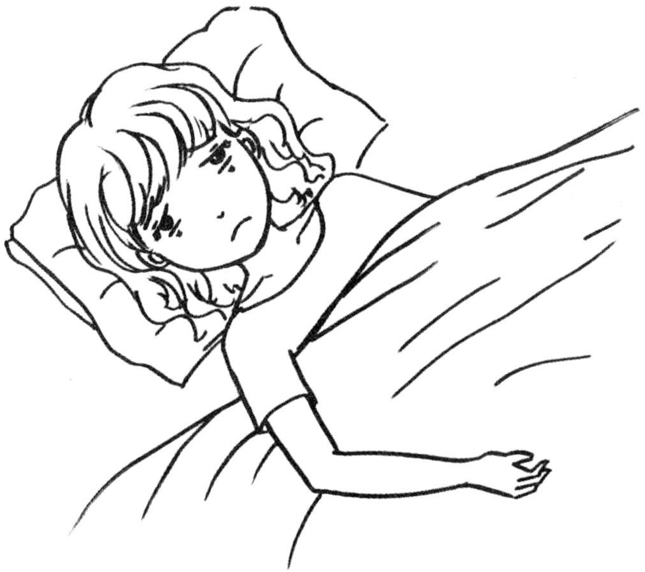

与其无力闪躲，不如勇敢面对

长期失眠无疑是一种煎熬。

几年前，央视名嘴崔永元将夜不能寐的苦恼公之于众；歌星张国荣被抑郁折磨得难以承受……众多例子告诉我们，在抑郁之前不能正确地对待失眠是最可怕的。面对影响着我们的生活质量并威胁着我们生命的失眠，我们该怎么办？与其无力闪躲，不如勇敢面对。

别拿失眠不当病

曾经有人专门对睡眠进行过总结：寝时不言谈，不思索；先睡心，再睡眼，最有助于享受深层睡眠。这种总结有一定道理，值得我们思索。

但是，如果你已经患有失眠症，那么单纯地靠摸索方法与不懈的意志，会让你对失眠的斗争过于孤单与艰难，所以最好还是能配合医生进行治疗。不要不把失眠当病，更不要不当回事。篇首的时候我们就说了，失眠成为一种常态的结果是很可怕的。

让睡眠对你不离不弃

下面，介绍几个能促进睡眠的方法。希望能解除深夜还无法入睡的你的痛苦，让睡眠对你不离不弃。

女人深夜不睡，这是一个已经被讨论很久的话题了，深夜中不睡的女人到底在做什么？上网？看书？抑或听音乐？做家务？有多少人能理解深夜不睡的女人所经受的痛苦。

洗完澡，躺到床上以后，先不要刻意压迫自己睡觉，保持仰卧的睡姿，两眼微张，让自己的双眼能模糊地看到外面的景物，身体保持不动，大脑中想象一些平稳的、舒缓的景象，这时，交感神经的活动便会急速地降低它的张力，睡意在这时便不知不觉地来到你的身边。

中医的鸣天鼓养生方法对治疗失眠也很有效果。具体操作方式：上床后，仰卧闭上眼睛，左掌掩左耳，右掌掩右耳，用指头轻轻弹击后脑勺，使自己能够听到呼呼的响声。弹击的次数到自觉微累为止。停止弹击后，将头慢慢靠近枕头，两手自然垂放在身体的两侧，便会很快入睡了。

另外一个方法，就是在躺到床上以后，将自己的全部身心投入到一些有节奏的声音上，可以听些舒缓的音乐，长期坚持的话可以形成条件反射，促进自己进入睡眠状态。

再次强调一下睡姿。养生家曹慈山在《睡诀》中指出："左侧卧屈左足，屈左臂，以手上承头，伸右足，以右手置于右股间。右侧卧位反是。"右侧卧的睡眠姿势有助于放松全身，安稳入眠，已经得到众多专家的研究证实。

很安稳地一觉睡到大天亮，把它当成一个梦想，为了梦想努力奋斗吧。当你一觉睡到天亮的时候，"美丽"二字会重新写在你因失眠而暗淡的脸上，让你的容颜焕发光彩，闪亮耀人。

特殊时期，特殊的睡眠

人的身体在一生中会经历多个阶段的变化，对女人来说，睡眠状况更容易受到人体所处的特殊时期的影响。

经行嗜睡的现象

当女性进入经期的时候，往往容易产生嗜睡的现象，医学上称为“经行嗜睡”。

在月经期，大多数女性会有疲累的感觉，所以无论何时何地，女性总会出现昏昏欲睡的现象。然而，由于女性经期在精神上比较浮躁，精神很难集中，所以虽然睡得多，但睡眠质量却很不好，很难进入深睡眠，精神上总是萎靡不振。

其实要改善这种不良现象的办法是很简单的，平时多参加一些体育锻炼，少吃高脂肪食品和甜食，保持室内的温度与湿度处于一种适宜的状态，睡前喝些牛奶安神，也可以睡前轻轻地做一个脸部按摩。夏天多吃西瓜，冬天多吃甜萝卜。如果失眠情况比较严重，就要到医院去检查一下，了解具体的病理原因，配合医生对症治疗，如此才能达到治疗的效果。

怀孕期间睡好觉的小窍门

女性也要严加注意孕期的睡眠状况。因为处于孕期的女性，一人身兼两个人的重担，孕妇的睡眠状况直接影响到胎儿的生长发育；同时，胎儿在腹内的动作也会影响到母亲的睡眠，两者是相互影响的关系。

其实，孕妇的睡眠姿势对胎儿的动作频繁度有很大的影响。在这里，我们建议女性在孕期采取左侧卧的姿势进行睡眠。因为右侧卧位或仰卧位睡眠容易造成孕妇低血压，血压过低容易使孩子变得烦躁，胎儿容易进行一些动作，轻则影响孕妇的睡眠质量，重则会使胎儿因缺氧而窒息死亡。左侧卧位往往会避免这种状况，供给胎儿的血液较多，胎儿也会更加安静些，既利于孕妇的睡眠，也有利于胎儿的成长。

人们常说，怀孕期间的女人最美丽。是的，母性的温柔全都呈现在脸上，所有的关爱与呵护集于母亲一身，女人这时想不美丽都难。但是，如果深受低质量睡眠的影响，导致精神萎靡，脾气暴躁，相信孕期的女性也难得美丽。

改善更年期睡眠的好办法

更年期对女性来说是异常重要的，是每个女人都无法避免的一个阶段。

当人进入深睡时，不是很恐惧外部的干扰，但是当人处于浅睡时，却往往会变得易惊，外面的一点动静都会影响到睡眠。更年期女性睡眠质量下降的原因有很多，一般来说，原因有：一是更年期时雌激素和黄体酮分泌不稳，二是情绪的变化引起神经中枢的兴奋或紊乱，三是受到外部干扰严重，所以难以保持优质睡眠。

要改变这种状况可以试试以下的方法：

首先，睡前不要吃东西，如果必须吃东西的话，睡眠和吃东西的时间要间隔开来，最好相隔 1 ~ 2 小时。如果进食后立刻上床睡觉，此时内脏器官会继续工作，从而影响睡眠质量。

其次，睡前不要说太多话，保持情绪稳定，避免过于激动，也不要做过多忙碌的工作，因为人的神经中枢过于兴奋或者发生紊乱，会造成失眠。因此最好在睡前保持情绪的平稳与心情的轻松愉悦。

再次，不要仰卧。采取右侧卧姿势进行睡眠，这样可以使全身的骨骼和肌肉处于放松状态，有助于消除疲劳，缓解压力。

还有一点需要注意的就是，睡觉时不要开灯。因为人的眼睛在熟睡时仍然会感受到灯的光亮，光亮会在无形中扰乱人体内的自然平衡，使人易惊，还会减少人体褪黑素的分泌。

改善睡眠的方法有不少，如果你觉得可以注意更多的细节的话，那么你还应注意睡眠时所用的物品要保持轻柔与宽松，颜色不要过艳，同时注意在下午和晚上不要喝茶或者咖啡。

特殊时期需要特殊对待，只要清楚地明白特殊时期对女人身体产生的各种影响，然后注意生活中的一些细节，那么就很容易在特殊的时期获得特殊的享受，避免一些不必要的烦恼。

同样，特殊时期的女人，如果能特殊地对待自己的睡眠，使自己的睡眠保持一个良好的状态，一定能收获到特殊的美丽。

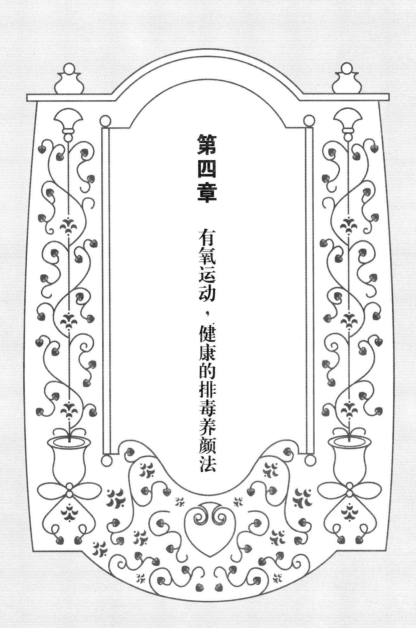

第四章

有氧运动，健康的排毒养颜法

走路，女人的天然补药

走路具有强身健体的作用。平时腰、肩、头部经常出现疼痛感的人，每天如果坚持刻意地走一段时间的路，走路时保持挺胸抬头、双臂大幅度摆动，大跨步向前，拉伸背部和肩部肌肉，对于治疗这些症状会有相当明显的疗效。

走路对人体的益处，要远远甚于乘车

在《泰坦尼克号》中，一辆车缓缓地驶来，车停后，车门被打开，一位姑娘形态优雅地缓步下车，抬头时，露丝那张美丽的脸出现在大家面前。香车、美女，许久以来都被认为是最协调的搭配，仿佛女人只有在名贵的车前才是最美。

现代社会，车已进入了寻常百姓家。即使家里没有车，出门在外，还可以坐公交，可以打出租，车无处不在，它的方便快捷，大有彻底取代步行的趋势。

然而现代社会，人们的身体素质却大不如前，许多人年纪轻轻，身体素质却非常差，漂亮的小姑娘，走一段路便娇喘不休，短短的路程也必须要靠坐车来完成。

根据专家的观察研究，长期走路的人，身体素质要比长期乘车的人好几倍，在心血管、神经系统和运动系统等方面都要比长期乘车的人健康。可见，走路对人体的益处，要远远甚于乘车。

走路是一种比较安全的有氧运动，适合面比较广。走路，首先能预防疾病。每周步行超过 3 小时，患心脏病的机会就会减少 40%。走路还可以降低血压，甚至能降低女性乳腺癌的发病率。每周走路多于 7 小时，患乳腺癌的机会就会降低 20%。所以说，走路是最能起到预防疾病作用的运动方式。

平时心情忧郁、失眠的人，如果每天多走些路，还能改善体内神经系统、消除压力、改善睡眠状态。随着年龄的增长，尤其是女人，很容易出现骨质疏松的症状，除补钙之外，如果能每天坚持步行，对于治疗骨质疏松症也会起到非常明显的辅助作用。

一套靠走路来塑身的计划

进行步行运动的时候，上身要平稳，走路时脚跟必须离地，一般情况下胳膊要保持直角弯曲，双眼要目视前方。

下面向女性朋友推荐一套靠走路来塑身的计划。

首先，做一些简单的动作来活动一下全身，然后，我们要练习走直线。

在比较宽阔的地点向前直走，这条线可以是现实存在的，也可以是在想象中存在的。走一段时间之后，转为交叉双足向前走，仍然沿着这条直线，双脚交叉着前行。再走一段时间后，转为用脚后跟走路，将脚趾离开地面，用脚后跟沿着直线前行。然后，恢复到正常走路的姿势，边走边环绕手臂，幅度由小到大。

每天进行 10 ~ 15 分钟的上述走路运动，过一段时间以后，

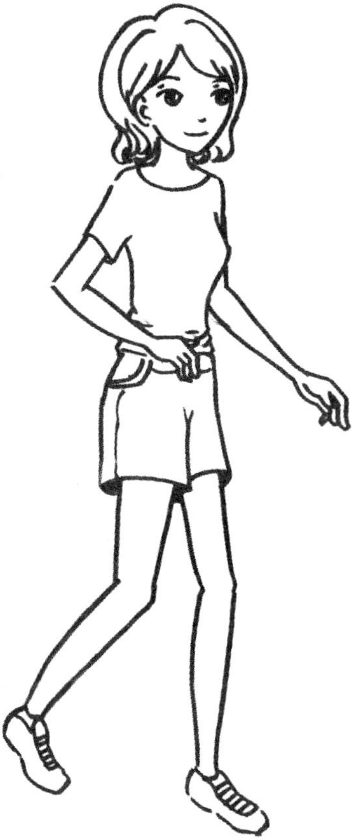

就可以加些内容了。如做好热身以后，可以做上述的直线运动，然后，就可以选择一个不算太远的目标物，用最快的速度步行到这个目标物前。停下来休息到心跳正常以后，再选择一个稍远一些的目标物，用最快的速度到达。心跳恢复正常以后，转回头，用最快的速度返回第二次的起点；稍事休息，再用最快的速度返回第一次的起点。这组动作可以反复做，用时不应超过半小时。加上前面做的热身运动和直线行走，总时间在 35 ~45 分钟之间。

这是刻意进行的一种有氧走路运动，同时配合肩背部动作，会使走路对于身体的各部分都能起到锻炼的作用。但需要注意的是，走路时，应保持抬头收腹，手臂自然摆动，步伐自然，以脚跟着地，力量通过脚掌，然后以脚趾推离地面。

每天进行一次走路运动，再配合每天因为工作和生活所不得不走的路程，每天的走路时间超过 1 小时并非难事。而每天走路超过 1 小时，对女人来说，是非常有好处的。

能走，最好就不要乘车

在平时的生活中，一定要注意，能走最好就不要乘车，走走路，能一边享受路边的风景，一边暗暗脚步用力，手臂摆动，轻松锻炼全身。所以说，借步当车，也是非常简单的有氧运动呢。

人体在进行有氧运动的时候所吸入的氧气是不运动时候的 6~8 倍，经常地进行如走路、慢跑一类的有氧运动能提高人的机体抵抗力，改善心肺功能，提高工作效率，还能消耗脂肪，减肥健身。

女人爱美，要塑造好的身材，在各种体育运动中，走路是最简单也是最安全的一种，有时间的女性朋友，不妨多试试，但贵在坚持，一定要持之以恒。

慢跑，不病不老有奇效

《黄帝内经》中记载：“夜卧早起，广步于庭。”4000 多年前老祖宗就认识到跑步有助于身体健康，它可以从头运动到脚。这种慢跑适合于任何人群，运动量也不是很大。尤其是白领，下班后，坐了一天的办公室，腰酸背痛的，出去走走、跑跑，对身体是很有益处的。这样不但减肥健身、排毒养颜、促进消化、提升情绪，而且能跑掉一天的疲惫，何乐而不为呢。

氧代谢运动之王——慢跑

作为“有氧代谢运动之王”的慢跑，如今早已风靡世界。从 20 世纪 60 年代开始，慢跑就已经在美国普及开来。“慢跑”的定义是：轻松步调的跑步。这项运动每分钟可以消耗 42 千焦左右的能量，要知道，即使是打网球，每分钟消耗的能量大概也不过是 30 千焦！

如果能够热爱并坚持这项运动，那么你的所得或许就是青春常驻人不老。如果你每天都稍微跑一点，动作自然而放松，呼吸深长而缓慢，并有一定的节奏，那么，长此以往，这种适量的短跑运动，就可以助你达到你所希望的健康不老的目的。

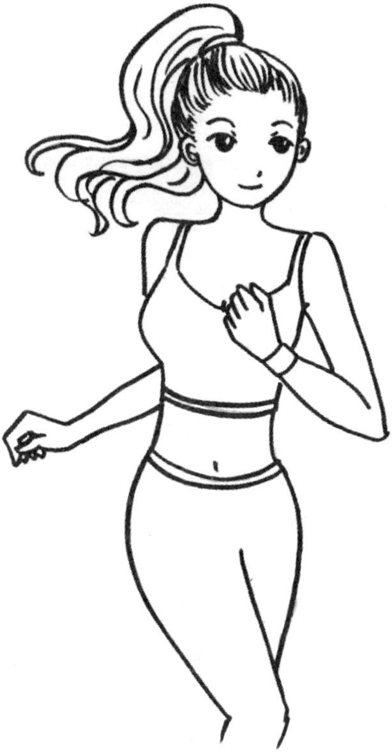

为自己准备一双慢跑鞋

不过，在开始慢跑之前，我们必须要为自己准备一双慢跑鞋。一双好的慢跑鞋，可以帮你跑出美丽的身材和有氧的生活。

在选择慢跑鞋的时候，先要关注鞋头。鞋头最好高些，并且圆些，不然慢跑持续的时间比较长，如果鞋头窄而扁的话，容易夹住脚趾，时间长了，可以造成趾甲床淤血。

慢跑鞋的鞋跟也应该受到重视。鞋跟应该宽大，这和鞋头的道理是一样的。所以，一定要选择适宜长期穿着的鞋子，柔软的鞋跟夹层可以帮助慢跑鞋吸收慢跑的冲击。而且，慢跑鞋的最后端，必须呈现出斜面状，方便脚向前移动，帮助锻炼者轻松前行。

慢跑鞋的鞋底也要有讲究。慢跑鞋的鞋底一般都是分层的，前鞋掌和后脚掌的厚度和材料也是有区别的。一般来说，前脚掌是磨损得最厉害的地方，因此，要坚固耐磨。不过，大家一定要注意，任何事物都不可走极端，前脚掌虽然需要耐磨一点，但是也不能太硬，否则脚掌会受不了的。

慢跑鞋内的后脚跟上方需要有一个稍微突起的衬舌，这主要是为了保护跟腱。同时，慢跑鞋的后脚跟必须牢固，这样才能让脚踵稳定，不易倾斜。

到此，我们就可以根据以上要求，为自己采购添置一双舒适的慢跑鞋，从而开展我们健康有氧的人生啦！不过，千万要注意，慢跑鞋可不能用于打篮球、网球！这些运动对于鞋子的要求比较高，因为在运动中脚会转动和突发性移动，如果穿慢跑鞋，脚很容易扭伤，大家可不要偷这个懒。

坚持慢跑人不老，慢跑强调了一个“慢”字，所以速度以跑起来为宜，不要动用过度的爆发力，否则便成为一种无氧运动。如果对强度掌握不准，很容易对人体造成伤害，那样的话，就颠覆了跑步使人年轻的理论了。

10种办公室健身术

办公室几乎成了现代职业女性的第二个家。大家每天坐在桌前，守着电脑，噼噼啪啪地忙得不亦乐乎，很少有时间休息，也没有足够的时间和合适的地点进行系统的体育锻炼，于是许多疾病便跟着找上门来。

办公室工作者常见的职业病很多，乏力、失眠、心肺疾病、便秘，食欲不振、下肢浮肿、肌肉肥胖、颈椎疾病等。许多职业女性伴随着工作的忙碌日渐憔悴，脸上的光彩始终找不回来。想去健身，没有时间，在办公室健身，空间狭小，每天在公司的忙碌加上回家后家务的忙碌，根本抽不出时间来进行运动。这种恶性循环周而复始，折磨着职业女性的身体健康。

其实，职业女性完全可以在工作之余，利用办公室的狭小空间进行一些简单的健身动作，这些动作同样可以针对职业女性的身体需求，对身体起到较好的调节作用，还职业女性一个好身体与娇好的面容。

下面我们就来介绍几种简单的办公室健身方法，供辛苦工作的女性朋友选择练习。

1. 梳头。两手伸开，手指弯曲，将手放在头上，从前到后梳理头部，手到达后脑部以后，弧形向上，梳至耳部。反复8～15次这种动作，能改善大脑的血液供应，不仅可以降血压，还可以提神醒脑。

2. 练眼。在工作的间隙，每隔 1 小时左右，向窗外或较远处望一会儿，然后闭眼休息片刻，或者转动眼球，快速眨眼。这样可以运动眼部肌肉，促进眼部的血液循环。

3. 练脸。工作间隙，用缓慢的动作将嘴巴一张一合，尽量做到最大限度，重复此动作 10 ~ 20 次，可以活动脸部肌肉，加速脸部的血液循环，有助于美容，也有利于头脑的清醒。

4. 练颈。头尽量向后仰，再尽量低头，下颌靠向前胸，各保持 5 秒钟，重复 5 ~ 8 次后再向两侧用力伸展 5 ~ 8 次，然后再将后背向后靠，这组动作重复 10 次能起到很好的提神效果。

5. 练腰。伸 3 ~ 5 次懒腰，再向左右侧倾身 5 ~ 8 次，前后转动肩部 5 ~ 10 次，轻捶腰部 20 下，可缓解腰背部的肌肉紧张，纠正脊椎，保持体形。

6. 练腹。用手顺时针揉腹部 30 ~ 50 次，再逆时针方向做此动作 30 ~ 50 次，对于便秘等症有好的缓解效果。

7. 练肛。提肛、松肛各 10 ~ 15 次，能预防痔疮。

如果你恰巧自己拥有一间办公室，那么可以做一些更大幅度的动作。在锻炼全身的肌肉的同时，可以借助一个道具，就是你所坐的椅子。

8. 练臂。背对椅子站立，双手向后握住椅子两侧，两腿伸直，两脚放松，然后尽量下蹲，到达极限后双臂用力，将身体撑起，重复 3 ~ 5 次。下蹲时吸气，起身时呼气。这种动作有助于臂部的健美。

9. 练侧腰部。侧对椅子站立，单手扶住椅子一侧，另一只手侧平伸，视线与手臂方向平行，身体向平伸的手方向倾斜，保持身体直线倾斜，至极限后保持 1 分钟左右复原，换方向重复。这种动作有利于侧腹部健美。

10. 练臀。臀部坐在椅子前半部分，大腿完全不与椅子接触，双手扶住椅子两侧，后背挺直，双腿平伸，然后尽量向上抬起，收腹，身体前倾向腿部靠拢，至极限后保持 3 ~ 5 秒再返回，重复 5 ~ 10 次。前倾时呼气，复原时吸气。这个动作对于腹部肌肉有着很好的锻炼作用，还能消耗大腿脂肪，有很好的瘦腿作用。

无论做任何一种动作，必须要量力而行，不要动作过猛过量，以免造成拉伤，出现不必要的麻烦。

作为职业女性，无论如何不应以工作或者家务为由忽视运动。因为忽视运动就有可能对自己的身体和形象造成伤害。没有健康的身体，一切的努力都是没有意义的。

一个真正成功的职业女性，并不完全在于工作成绩，也在于做出成绩的同时，努力活出一个令人赏心悦目的自己。办公室里的健身操简单易行，并且随时可做，重在坚持，希望女性朋友都能抽空练出一个好身体来。

健胸操，让你昂首挺胸

《粉红女郎》中的万人迷，最迷人的部位除了美貌与笑容之外，就是完美的身材，那种完美的身材曲线成为许多男性梦想中的女性标志，也成为许多女性梦想中的自身形象。

胸部曲线是女性身材曲线非常重要的一部分，没有一个女性朋友不想拥有坚挺饱满的胸部，可是偏偏各种各样的胸形问题使女性朋友懊恼不堪。下面给女性朋友介绍可以改善胸部问题的健胸操。

健胸操的操作要领

健胸操有很多种，我们先给大家介绍其中的一个简单易学见效又快的系列。

首先要进行热身。双腿分立，屈肘，双臂交叉在胸前，低头含胸，呼气。静立 5 秒钟之后，双臂打开，侧后举，同时挺胸抬头，吸气。

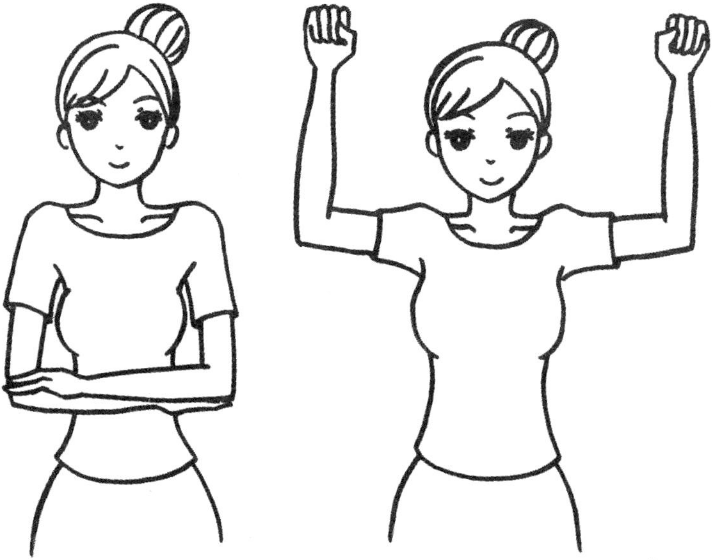

重复5~10次以后，可以进行下一个动作。将左腿前伸，脚尖点地，十指张开，掌心向后，屈右臂向后上举，屈左臂由下向后伸，两臂齐向后用力10~15次后，可将两腿两臂换反方向重复此动作。注意保持抬头挺胸。

下一个动作，两腿分立蹲马步，双臂前举，掌心向上，抬头挺胸。收回，两腿分立站姿，握拳，双臂屈肘尽力后倾。重复下蹲5~10次，然后双臂屈肘，掌心向内，含胸，肘向上抬重复5~10次，然后收回，两腿分立站姿，屈肘，掌心向前，肘向后用力反复5~10次。然后直立，左腿向前一步，弯曲，右腿不动，两臂屈肘，掌心向后，肘从身体两侧向后用力，保持抬头挺胸。然后收回左腿，保持直立姿势，屈臂在胸前交叉，手握拳，两臂相对用力，挤夹胸肌。用力10~15次后换反方向进行。

这一系列动作，可间歇进行，总用时应该达到30~50分钟。要注意每一个动作都要做到位，达到或接近身体极限最好，不要过度，也不要敷衍，每次都要让胸部肌肉有明显的感觉才好。

每天可早晚练习，这套动作不受时间、地点限制，也可随时随地练习，贵在循序渐进，坚持不懈。

另外两种简单的健胸操

每天做一遍健胸操，对于改善女性胸部下垂、发育不良等都有很好的作用，同时，这种主要针对胸部的运动还可以更好地保护心肺等人体内部器官的正常工作。

下面我们来介绍两种更简单的健胸操。

扩胸运动。每天不定时地进行扩胸运动，使动作达到极限边缘，能锻炼遍及胸部以上的肌肉，从而使乳房更加丰满。

床上健胸。在床上仰卧时，保持头、脚及两臂着床，身体向上挺胸，保持片刻以后放松，重复10~15次。

有一种在健胸操中常见的工具，那就是哑铃。练习哑铃对健胸也十分有益。

双手握哑铃，两腿分开与肩同宽，保持身体挺直，一臂伸一臂屈，两臂交替将哑铃抬至肩高，呼吸配合。重复5~10次后，恢复直立，然后放下一只哑铃，用一只哑铃进行练习，左腿向前一步，弯曲，同侧手按于膝盖上起支撑作用，另一只手将哑铃举到胸前，垂下，重复。左右侧轮换动作5~10次。

还有一种我们平时根本都没有注意到的健胸方法，那就是挺直背脊走路。这种方法简单，却能使人显得仪态大方，还能分散脊柱所承受的压力，使乳房腺体组织得以放松，能有效地减缓乳房的下垂现象。这种走路的姿势看上去很高贵，是某些国家王室的礼仪动作。但它现在已不是只属于某个社会阶层的人了，任何一个人为了自身的健康和外在形象，都有必要重视这种简单的礼仪。对女性朋友来说，这种挺直背脊走路的姿势同样是一种简单有效的健胸操，坚持不懈，就一定会收到好的效果。

胸部是完美身材中一个不可缺少的组成部分，根据自己的实际情况，做一些适当的健胸操，只要坚持做下去，总有一天，你的胸部也会越来越结实坚挺。做万人迷，并不是梦。

经常游泳，身材苗条又性感

都说女人如水，水带给女人的美丽是由内而外的。无论是每天喝水，还是每天享受水的抚摸，对女人来说，都是美丽的秘方。

即使不懂水性，也要常在水里泡一泡

女人爱自己的身材就像爱自己的脸蛋一样。女人都希望用漂亮的服装把自己打扮得富有个性，但是，如果身材不好，很多漂亮的衣服无法穿，是令女人最痛苦的事情。

游泳是一种有助于改善身材的运动项目，经常游泳的人身材都十分健美，即使是没有水性的人，能常在水里泡一泡，也会有助于改善不完美的体形。

水的阻力远大于空气的阻力。游泳的时候，当人体遇到更大的阻力时，就会消耗更大的能量，而水的导热性又比空气的导热性大，更有利于能量的消耗，所以游泳的作用首先就是减肥。

游泳时，由于浮力的作用，使得关节和骨骼受损的危险性很小。而水的浮力、阻力和压力会对人体进行一种全面的按摩，有助于美容润泽肌肤，并可以缓解机体的紧张和精神的压力。

必须注意的是，游泳的时候一定要注意安全，下水之前要做些准备活动；下水后要逐渐地让身体适应水温，不要急于做大幅度动作；最好不要单独游泳，以免发生腿抽筋等意外，从而导致危险。建议最好到正规的游泳场馆进行这项运动，不但有安全保障，还有卫生保障。

并不是所有的人都适合游泳运动

尽管游泳有诸多益处，但并不是所有的人都适合进行游泳运动。患有肺部疾病的人游泳，会加重呼吸困难，导致头晕；患有心脏疾病的人游泳，会加重心脏负担，造成心律不齐或者心力衰竭；耳部有炎症的人游泳，容易将细菌带入耳道，引起中耳炎；女性经期游泳，也容易被细菌感染，还容易因冷水的刺激导致血管收缩，引起痛经和月经不调；畏寒的人游泳，会出现冷刺激过敏，造成皮肤红、痒，甚至头晕、心悸，严重的可导致昏迷；患有传染性疾病的人游泳，还容易将细菌带入水内，影响其他人的健康。这些都是要特别注意的。

准备一套适合自己的泳衣

在游泳场馆游泳，必须要备一套适合自己的泳衣。不是每个人都有完美的身材，选择泳衣的时候，一定要注意扬长避短。

胸部丰满的女性，不要选择胸前装饰太过复杂的款式，否则会在视觉上给人以头重脚轻的压迫感。而胸部不够丰满的女性，则可以选择胸前有些褶皱、大的花边或者大花图案的泳衣，在视觉上增加胸部的丰满感。

胯部比较宽的女性，可以选择裙式的泳衣，裙式的下摆一定不能是紧身的，否则会弄巧成拙，更突出胯部的宽度。分体式的泳衣也是不错的选择，这样可以使人们忽视对宽胯的注意，把目光转移到你纤细的腰部。

身材瘦小的女性，可以选择一些层次感比较强的泳装，增加美感；比较肥胖的身材，就需要选择式样简洁，大 V 领的泳衣，最好选择深色系。

做好一切准备工作后，就跳进泳池尽情畅游吧。经常游泳的女人，就像一条美人鱼，经过水的滋润，女人会美得像出水芙蓉，清新而又自然。

骑车——女人最佳的健身方式

适当的运动能分泌一种激素，这种激素使人神清气爽，感觉非常愉快，拥有良好的精神面貌。骑车就是具有这种神奇作用的运动之一。

骑车是一项非常完美的运动

骑车是一种方便的健身方法，对心脏疾病有很好的康复和治疗作用。在骑车过程中，可加速血液流动，强化血管，使人的身体显得比年龄更年轻。它还能防止高血压、防止发胖、强化骨骼。

只要持之以恒，你将会发现，骑车是一项非常完美的运动。

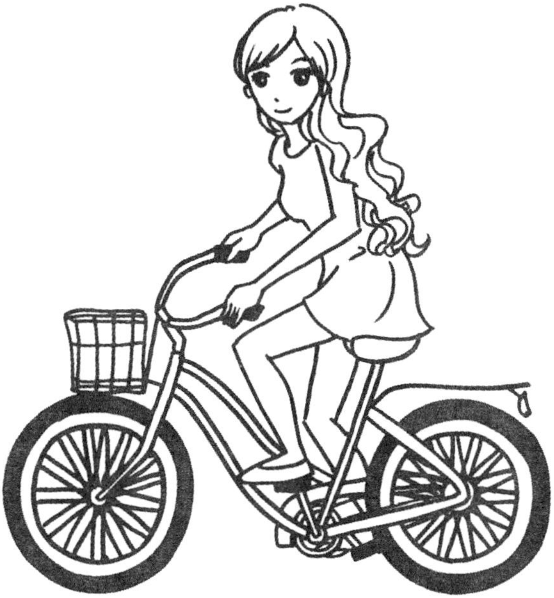

尤其对于女性来说，骑车所产生的血液流通加快等效果能使人保持容颜不老；骑车时各方面均衡用力，对于锻炼骨骼等非常有益。时间久了，你就会被自己结实的肌肉、修长的小腿、纤细的足腕所惊艳！

骑车健身需注意的要点

想要通过骑车健身，只是随便地对待可不行，必须注意一些重点。

比如，在姿势上，绝对不能双腿外撇、点头哈腰。正确的方法应该是身体稍前倾，两臂伸直，腹部收紧，两腿抬高时与地面平行，不要用口呼吸，尽量采用腹式呼吸法。

动作的频率要循序渐进，不要用爆发力去骑车，也不要贪图路远量多，速度要一点一点地加快，不要突然就加快，否则会对身体造成伤害。

骑车时要充分利用手脚与自行车的接触，因为手脚部位有许多和人体相应的穴位，如果对手脚部位的穴位进行按摩，就等于是对身体的各部分进行了按摩。比如，握紧车把时，刻意对手指进行多部位的伸抓，蹬踏板时也可以对脚趾进行伸屈，还可以刻意地用手和脚在握车把或者踩脚蹬时暗暗地对不同的部位进行点压，这样相当于对手足进行做了按摩。

目前，比较公认有效的骑车方法主要有下面的几种。这些方法各有作用，最好的办法是穿插进行，不要只用一种方式。

1. 自由骑行。不限时间与强度，只需要随意地骑车，就可以放松肌肉、缓解压力、减轻疲劳。

2. 间歇骑车。速度时快时慢，但要合理安排。可以先慢骑几分钟，再快骑几分钟，这种方式能锻炼心肺功能。

3. 强度骑行。按照脉搏的强度来操纵骑车的速度，对于心血管系统有很好的作用。

4. 有氧骑行。保持骑行速度，加深呼吸，每次坚持半小时左右，有助于减肥和提高心肺功能。

5. 力量骑行。刻意地选择上坡、下坡等有难度的骑车方式，对于锻炼双腿的力量和耐力、防止腿部骨骼疾患非常有效。

现在私家车越来越多，但我国仍是自行车王国，很多人仍以自行车为主要的交通方式。如今的自行车品种也异常多，可满足不同年龄、不同需求的人。你何不选择一辆适合自己的自行车，开始健康美丽之旅呢！

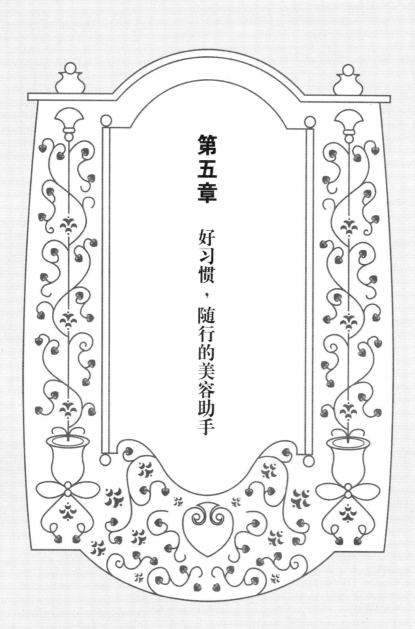

第五章

好习惯，随行的美容助手

习惯，居然可以改变基因

人的生活习惯病虽然与遗传基因有一定的关联，但最重要的影响因素还是日常生活中的细节，比如，饮食习惯、生活作息、运动习惯、休息睡眠等。因此，及早纠正生活陋习，是防患疾病最好的方法。

疾病多由生活习惯所致，而非遗传导致

很多人认为疾病像人的相貌特征一样能够遗传给下一代。这种说法有一定的道理，但并不是完全正确，很多先天性疾病是可以通过修正后天的生活习惯而改变和治愈的。

今年刚刚30岁的小李是一家报社的主编，他的母亲患有糖尿病。但是为了不步母亲的后尘，他坚持每天从不放松对自己饮食上的要求，保持多餐少食，并且严格控制糖和脂肪的摄入量，每天的摄入量保持在一定的量，并积极参加健身运动，每周定期去游泳以及做其他一些健康运动。小李的这种做法是非常正确的，而且至今没有检查出糖尿病来。

我们知道，糖尿病是一种如果不及时控制就一定会出现多种并发症的疾病。临床数据表明：如果双亲当中有一方或兄弟姐妹中有人患有糖尿病，那么自己患糖尿病的概率为38%；如果双亲都患有糖尿病，那么自己患病的概率可高达80%。

你当然可以抱怨上帝对你的不公，但事实上，基因本身并不会导致糖尿病的产生，它只是增加了患糖尿病的概率。医学专家认为：后天的不良生活习惯（比如，体重超重，长期不运动，腹部脂肪堆积）和先天的危险基因共同作用才导致了糖尿病，而不仅只是遗传造成的。

所以说，疾病并非完全是遗传所致，更多的是由生活习惯引起的。

习惯也可以改变基因

临床上很多例子和经验都表明了这样一个事实：家族成员的健康状况具有一定的遗传性。如果母亲患有癌症、糖尿病、心脏病，或其他与基因有关的疾病，我们也会下意识地担心有一天类似的问题会不会出现在我们身上。

基因真的是我们身体健康命运唯一的主宰吗？当然不是。美国研究者用体内含有可影响毛色的活性黄色基因的特殊小鼠做了实验，结果发现，环境因素，比如饮食习惯、生活习惯，对活性黄色基因的表达具有明显的影响，而且这种影响至少会延续两代。由此可见，环境因素对身体健康状况的作用也是非常大的。

研究人员还专门针对饮食习惯可以改变基因的这一问题做了实验，对接受手术的 57 名男性胃癌患者调查，了解他们患病前的饮食情况。结果发现，经常吃得过饱的人，他们体内抑制癌症基因的效用会下降，癌症的发病率也相应增加；而那些适量食用卷心菜、椰菜，习惯喝绿茶的人，其抑制癌症基因则有明显的抑制癌症的效果。

此外，研究人员通过调查还发现了对导致心脏病、高胆固醇和高血压起一定作用的几十种基因。而且还发现，即使是胆固醇轻度偏高也具有一定的遗传性。但大量病例又显示，这些基因只是使你容易患上心脏血管类疾病，增加患病的概率，但只要你控制体重，合理膳食，规律作息，坚持锻炼，患病概率就可能会下降很多。

警惕不良习惯引来烦人的疾病

“千里之堤，溃于蚁穴。”生活当中的一些不良生活习惯可能会导致你生病，甚至威胁你的生命安全。据统计，目前因不良生活习惯而导致发病并最终死亡的人数在发达国家已占总死亡人数的 70% ~80%。因此，我们应该重视日常生活中那些有可能会致病的生活习惯，防患于未然。

饭后倒头就睡

我国有句养生格言：“饮食而卧，乃生百病。”意思是说如果吃完饭后立即睡觉的话容易生病。实验也证实，如果进食和上床睡觉的时间间隔过短，此时饭还未消化完成，很容易在睡觉时有胃灼热、胸痛的感觉，患胃食管反流病的概率也会增加。那些饭后 3 小时之内就上床睡觉者比饭后 4 小时或者间隔更长时间才上床睡觉的人，受胃灼热痛苦折磨的概率要高出

7.45 倍。

此外，饭后人体的血液会流向胃部，用于消化食物，此时由于血压降低，大脑的供氧量也随之减少，如果在这种血液已经供应不足和大脑供氧量减少的情况下倒头就睡，极易招致中风。

因此，晚饭过后至少 3 小时后再睡觉，午觉选择在饭后 20 分钟左右入睡最佳，时间以 30 分钟左右为宜。更不要坐着或趴在桌上睡，这样会对身体造成一定的压迫，影响血液供给和脊椎发展，最好养成上床睡觉的习惯。

饭后松裤带

很多人吃饭过饱后感觉撑得慌，肚子感觉不舒服，常常需要放松裤腰带，这样做虽然使肚子舒服了，但对身体健康十分不利。因为人体内脏器官位置正确分布，主要是靠韧带拉扯起将其固定起来，一定的腹腔内压将其支撑起来。饱食后，胃肠重量显著增加，如果此时放松裤腰带，腹腔内压就会下降，削弱了对胃肠脏器的支持作用，从而加重韧带的负荷。长此以往，韧带会因负荷过重而变得松弛，造成胃下垂，出现慢性腹胀、腹痛、呕吐等消化道症状，严重的会出现腹部疾病。

跷二郎腿

日常生活中，大多数人往往觉得跷着二郎腿很舒服，坐着的时候常常采用跷着二郎腿的姿势，却忽视了这种不良习惯对身体带来的危害。常跷二郎腿会使腿部血流不畅，如果是静脉瘤、关节炎、神经痛、静脉血栓患者，跷二郎腿会使病情更加严重，容易造成腿部血液回流不畅、青筋暴突、溃疡、静脉炎、出血和其他疾病。

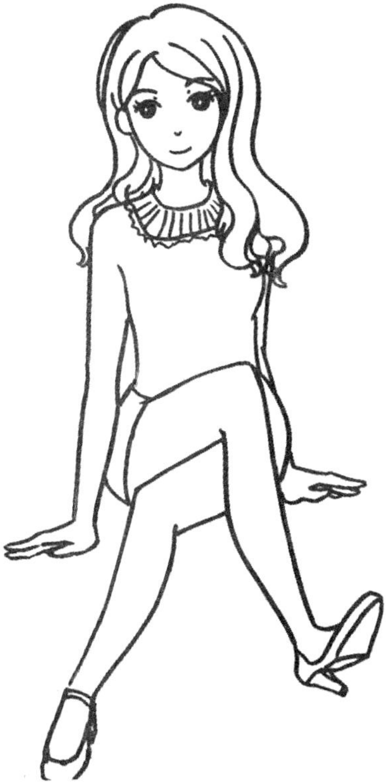

那么正确的坐姿应该是什么样的？坐着的时候整个脚掌全部着地，最好选择能够让脚部平稳着地的可调节椅子，或者脚垫；不要一直采用一种姿势长时间坐着，而应在 2～3 种安全的坐姿当中不断变换；工作一段时间后要站起来稍微走动或适当地改变腿部的位置，这样可以让人整个放松。

吃饭八分饱，美容养生之道

25岁一过，那些对生命始终怀有危机感和对生活质量高要求的完美主义者也就该开始开展养生的活动了。正如女人开始下功夫钻研美容保养之道是在发现了脸部第一条来历不明的皱纹之后正式进行一样，很多女人都是在危机感降临的时刻才开始了养生历程。

吃饭八分饱可延年益寿

我国民间有“少吃香，多吃伤”和“饥不暴食，渴不狂饮”的谚语。《寿亲养老新书》有言：“尊年之人，不可顿饱。”《黄帝内经》强调：“饮食有节……故能形与神俱，而尽终其天年，度百岁乃去。”这些都是长寿者的经验总结，一直传承到现在。

八分饱，肠胃好

吃饭的时候，对于不同饭量的感觉，八分饱的感觉是最舒服的。因为当人们吃完饭，身体中的大部分血液都集中流通到肠胃来帮助消化吸收，而在此期间大脑是处于缺血缺氧状态的。如果是暴饮暴食，并且不自觉地加餐加量，吃到十分饱，或者一餐吃了相当于2～3餐热量的食物，势必会加重肠胃的负担，从而引起各种各样的肠胃病。

因此，吃饭一定要把握好饮食的“度”，饭量要“适可而止”，不要遇到喜欢吃的食物就控制不住自己，暴饮暴食。如果偶尔吃得过饱，饭后半小时后，一定要进行一些必要的体育运动，消耗掉身体中多余的热量，防止其转化为脂肪，阻止给身体带来不必要的负担。

充分咀嚼显年轻

吃饭细嚼有益健康。现代医学研究发现，人的唾液中除了99.4%是水以外，还富含对人体有益的物质，如钾、钠、钙等多种微量元素以及蛋白质、抗体黏液素及各种酶类。其中，还含有一种重要的物质叫作腮腺激素，它能延缓衰老，使人保持年轻。

当人们充分咀嚼食物时，牙齿用力咀嚼食物会带动咀嚼肌的运动。咀嚼肌运动产生的刺激会将血液源源不断地输往脑部，由此大脑中的氧分和葡萄糖也随之增多起来。这样一来，就会使大脑中的激素分泌增多，可以锻炼大脑活性，保持思维清晰，提高我们的记忆力和学习能力，并且能够预防大脑老化。

我们又如何做到“八分饱”？首先要有毅力，抵得住诱惑，管得住嘴，面对山珍海味决不动摇，如果自己稍有饱腹感的话，就要毅然离开饭桌。如果在下一顿就餐时确实有饥饿感了，这说明你脾胃好，有食欲。

汤或粥会使你产生饱腹感，饭前先喝一些汤或粥的话会让你提前产生饱腹感，有助于防止暴饮暴食。肥胖身材的人容易食欲亢进，经常暴饮暴食，这是因为脂肪细胞会分泌一种促进食欲的物质，同时精美的食品又可刺激食欲，越吃越想吃，渐渐地胃的体积越撑越大，形成饱腹感比较难，所以越吃越多，越来越胖，形成恶性循环。

中医有"胃有伏火，消谷善饥"一说，意思是食欲太好是一种病态。吃八分饱的原则应因人而异，以自身的状况为基础，灵活掌握。那些营养缺乏者，肿瘤晚期出现恶液质，低蛋白血症者等人群，则不提倡必须吃八分饱。

有人曾做过这样的实验：实验为两组大鼠，一组大鼠限制饮食，只给吃八分饱，另一组大鼠自由取食，随便吃，饭量不受限制。结果发现，只吃八分饱的大鼠寿命比较长。美国人用蠕虫、白鼠、老鼠和猴子也做了类似的实验，把它们摄入的食品减少 30% 的热量，结果是它们的寿命比普通饮食的同类要长 30%。观察我们人类，那些长寿者中肥胖的少。广西巴马瑶族自治县位于南宁北郊山区，经济欠发达，却是闻名遐迩的长寿县，年逾百岁者很多见。他们的养生之道中很重要的一点就是吃饭只吃八分饱，而且经常素食，肉食较少。当然，长寿的后天影响因素还有很多，养生之道也不少，但长寿者们食不过饱，只吃八分饱的习惯是值得我们效仿的。

注意养生保健中的 5 个"不能等"

现在生活节奏越来越快，人们为了工作、学习常常让有关健康的事情等一等。其实，在日常保健中，有很多事情是不能等的，等下去的话疾病很容易惹上身，如果真的等到疾病上身，那时我们就后悔莫及了。

不能等渴了再喝水

水是维持人体生命活动正常运转和防病健身非常重要的物质。摄水量不足，不但会口干舌燥、精神萎靡不振、全身不舒服，而且会引发肝肾功能下降，使毒性物质乘虚进入身体，从而身体出现疾病。当我们有口渴的感觉时，往往是体内已严重缺水，为避免此种损失，应在口渴出现之前，就少量、多次地补水。

不能等病了再体检

不少人认为体检是“多余的事”或“病人的事”，自己目前身体没有问题，跟自己完全没关系。其实很多我们很难觉察到疼痛的病，如肺结核、肝炎、高血压、心脏病、癌症等，越早发现，越能尽快将疾病扼杀在萌芽阶段，也就对身体越好。

不能等急了再如厕

大小便是人体排泄废物、净化体内环境的重要方式，粪便中含有毒素，若在肠道内停留时间过长，易被重新吸收进入机体，从而使身体中产生毒素。因此，即使每天没有便意，也应定时蹲厕，这有助于形成条件反射，促使每天按时排便。排尿最好每小时排 1 次，这样可以减少尿液中有害物质对膀胱刺激的概率，防止膀胱发生癌变。

不能等困了再睡觉

当人已经有困意的时候，此时大脑已经处于严重疲劳的状态。为了使睡眠过程中新陈代谢活动能够顺利进行，每天应养成按时就寝的好习惯。

不能等饿了再吃饭

很多人没有养成按时吃饭的习惯，而是等到饿了再吃饭。这是一种不良的饮食习惯，这种做法很容易使肠胃受到损害，使人体的抗病能力降低。这是因为食物在胃内仅停留 4～5 小时，当人们感到饿的时候，胃里的食物早已排空，这时胃黏膜会被胃液进行“自我消化”，容易引发胃炎和消化道溃疡等疾病。

牙齿越剔越稀，耳朵常掏易聋

常听人们说：“牙不剔不稀，耳不挖不聋。”用牙签剔除牙缝中的饭菜的残余本来对健康并没太大妨碍，可是有些人养成了剔牙习惯，饭后不管牙缝里有没有食物残留，总要剔一遍。经常剔牙会使我们的牙齿和牙床受到损伤，容易使牙龈萎缩，牙根暴露。

牙龈是很娇嫩的，剔牙行为可能会损伤牙龈表面。细菌很容易乘机而入从而引起牙床发炎。牙齿表面包着一层牙釉，是牙本质的一层保护膜。但是牙根处的牙釉质很薄，外界的一点刺激就能对其造成损伤，经常剔牙就会使牙釉磨损，而牙齿一旦失去了保护层就会对冷、热、酸、甜比较敏感，引起牙痛。因此不能养成剔牙的习惯，如果齿缝经常塞进食物要积极寻找原因，采取有效的防治和治愈措施。

清毒不严、管理不善的牙齿容易引起疾病

我们也经常在大大小小的餐厅看到，有很多人吃完饭随手就拿起餐桌上的牙签剔牙。殊不知，随便抓取的牙签上暗藏附带各种各样的细菌、病毒，这些细菌、病毒会通过牙签进入人体。据卫生部门化验，一根小小的牙签上竟有几万个细菌潜藏。

倘若没有塞牙现象而经常用牙签乱剔牙，或不能正确使用牙签，这些都会使牙产生牙龈炎、牙龈萎缩、牙间隙增大等问题，从而诱发牙周疾病。所以一定不能将牙签用力压入牙间乳头区，这样会使本来没有间隙或间隙比较小的牙齿间隙增大，从而造成牙周病。

我们一定要警惕这种因消毒不严、管理不善而引起的牙齿疾病。可是，如果不用牙签，如何将塞进牙缝的食物取出来呢？

通常我们提倡饭后漱口，实在漱不出来，可以用牙刷刷一刷，或者用手帕、毛巾按在食物所塞的部位轻轻一擦，所塞食物一般就可以出来，这些方法都比牙签好得多，也不会给牙齿带来什么损伤。

剔牙的另一种方法是牙线剔除法。牙线具有清洁牙面、剔出嵌塞食物的作用，牙线多由尼龙线、丝线、涤纶线或上蜡的棉线制成。牙线的纤维制作比较松散，不将其捻搓在一起，以便使用时纤维可扁平状排列开，容易通过牙间隙接触紧密的区域，可以将不易剔除的嵌塞食物剔出来。

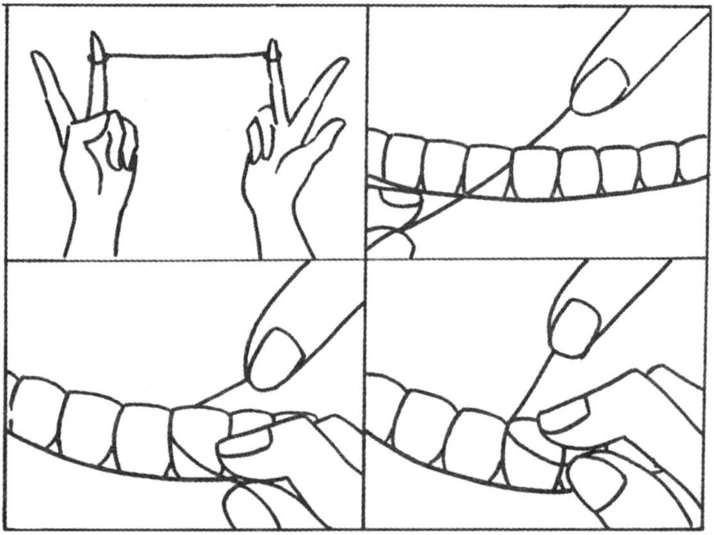

牙线最好每日只使用 1 次，最好是在晚饭后，用时将牙线打结成环形，或将线两端绕在两个中指上，两指间距离 10 厘米，用两拇指将线压入牙间隙，力度要适中，沿一侧牙面轻轻抽动，再换另一侧。如此反复四五次，直到牙面清洁或清除嵌塞物为止。

牙线对牙龈损伤小，是一种比较安全的清洁方法，但使用时力度要轻柔，不能压入牙齿沟底以下的组织，以免出现牙龈出血、疼痛等症状。

经常挖耳不利健康

众所周知，经常挖耳朵容易造成耳聋，因此我们平时应尽量少挖耳朵，注意耳朵的卫生保健。那么怎样才能做好耳朵的卫生保健呢？

第一，减少和消除噪声。遇到巨大声响时，迅速张开口，这样可以使咽鼓管张开，防止鼓膜剧烈震动，或闭嘴、堵耳，以保持鼓膜两侧大气压力平衡。

第二，鼻咽部有炎症时，要及时治疗，避免中耳炎等疾病的产生。

第三，注意不要让污水进入外耳道，以避免外耳道感染。

耳朵进水了怎么办

1. 单足跳跃法：将进水的耳朵朝下倾斜，借用水的重力作用，使水向下自然地从外耳道流出。

2. 活动外耳道法：可连续用手掌压迫耳郭或用手指牵拉耳郭，或不断地做张口动作，活动颞颌关节，这三种方法均可使外耳道皮肤不断进行上下左右活动，这样可以改变水屏障的压力，使水从外耳道向外流出。

3. 外耳道清理法：用干净的细棉签轻轻探入外耳道，一旦棉签接触到耳朵中的水屏障时即可把水吸出，如此重复几次便可将耳朵中的水吸出来。

让你的生活节奏慢下来

随着追求“慢”生活的人越来越多，欧美社会逐渐受到这股潮流的影响，整个社会开始崇尚“慢”。“慢”的理念已经渗入欧美社会的各个角落。时间研究员、时间经理、抗紧张培训班等一些从未听过的名词不断涌现。在美国，甚至出现了一个叫作“放慢时间协会”的组织。

的确，快节奏的生活给我们的健康带来了很大的威胁，只有让生活节奏慢下来才能更好地从繁重的工作中解脱出来，充分享受生活的乐趣，体验人生的乐趣。

具体而言，慢节奏的生活可以从下面几方面来实现。

慢餐饮

推崇慢节奏生活的人们反对快餐。认为饮食是一种生活享受，应该在轻松的环境下享受精心烹制的食品，讲究饮食的营养搭配和制作工艺以及原材料的由来，从头到尾地享受食物带来的乐趣。

慢工作

为了与现代工作的快节奏相对抗，崇尚慢节奏生活的人把办公室搬到了家里，在家中进行工作，形成“慢工作”的工作方式。在法国，3%的企管人员在家办公。这样的工作方式不但没有耽误工作，而且还简化了人事管理，提高了公司的整体办公效率。此外，“慢一族”还强调将更多的时间用于处理一件事，而不是在不同的事情之间周旋。

慢读书

采用“细嚼慢咽”的方式读书可以让自己完全沉浸在书籍的氛围中，集中精力关注书中的细节。这样做不仅阅读效果好，也能够带来更多心灵上的愉悦。

慢运动

当今，无论是在忙碌的美国还是浪漫的澳大利亚，一种叫作“每天一万步”的健身方法相当流行。医学研究表明，每天花费1小时以上步行的男子，心脏局部缺血症的发病率比很少参加运动的人低4倍。中医认为，脚掌是人体的“第二个心脏”，人体的五脏六腑都与两只脚息息相关。人类脚踝以下有51个穴位，其中脚底就有15个穴位。日行万步，就等于每天不断地在按摩第二个心脏。那么，请尝试一下，在离家还有3站地距离的时候，改乘车为走路如何？或许你会脱口而出：“又耽误了宝贵的15分钟。”但换个角度想，这15分钟里，你的整个机体都在运动，并且第二个心脏可以得到充分的按摩。你这15分钟的付出是完全值得的。

慢休闲

去迪厅蹦迪，到练歌房狂喊，这种大肆宣泄的现代休闲方式不为崇尚慢节奏生活的人所接受。崇尚慢节奏生活的人不接受任何大规模聚会邀请，而选择看一盘轻松愉快的影碟，做一次美容护理，和家人一同外出野炊郊游，这些就是他们心目中理想的休闲方式。

慢旅行

慢旅行强调的不是去哪里，而是在哪里。除了从历史遗迹入门，了解历史、宗教对当地人的影响外，还可以到街巷中去品味当地人的平常生活，体会那里生活的美感意识。缓慢的旅行更需要缓慢的步调。你可以选择骑自行车或步行去代替电车、巴士。你会发现，有缘接近当地人世世代代传承的习俗，体验那里的风土人情，是多么幸运。

慢心态

只要你记住人永远只能停留在一个时空中做一件事情，而着急是于事无补的，如此你的心情就会平静下来，就不会被时间绑架，成为时间的奴隶。当你的脚步慢下来，自然就会发现生活中的美好。

第六章

调养经络，让女人充满魔力

神奇的人体经络

通经络是女性养生的最高境界，也是女性养生的基本原则。关于经络之于人体健康的作用，在2500多年前的《黄帝内经》中就有了系统的记载，这本被称为“人体健康圣经”的千年宝书对人体经络的作用推崇备至，如《灵枢·经脉篇》里说：“经脉者，所以能决生死，处百病，调虚实，不可不通。”这里的不可不通，即是再三强调人体之经脉必须畅通，原因是经脉“能决生死，处百病，调虚实”。为什么这样说呢?

经络决生死

首先看“决生死”。就是说经脉的功能正常与否，决定了人的生与死。《灵枢·海论》说：“夫十二经脉者，内属于脏腑，外络于肢节。”《灵枢·本脏》说：“经脉者，所以行血气而营阴阳，濡筋骨，利关节者也。”这些都非常清楚地说明了经络在人的生命活动中所起的重要作用。人之所以成为一个有机的整体，是由于经脉纵横交错，出入表里，贯通上下，内接五脏六腑，外至皮肤肌肉。若没有经络的这种沟通和联系，人体的各组织、器官又靠什么濡养呢？人体气血，贵在流通，才能使脏腑相通，阴阳交贯，内外相通，倘若气血不流通，脏腑之间的各种联系就会发生障碍，疾病即发生，严重者可导致死亡。

经络通处百病

其次看“处百病”。这里是说经脉之气运行正常对于疾病的治疗与康复所起的重要作用，大医学家喻嘉言说，“凡治病不明脏腑经络，开口动手便错”；《灵枢·九针十二原》里说，“通其经脉，调其血气”。上述理论都高度概括地说明了疾病的治疗、病体的康复，都必须从经络入手。众所周知，疼痛是人们患病后最常见的症状之一。究其原因，中医认为是“痛则不通，不通则痛”。只有经脉畅通，才能运行气血；只有气血周流，病人才能得到治疗，以至康复。

经络调虚实

最后谈“调虚实”，调是调整，虚实是指症候，不是虚证，就是实证，人们患病后常常用虚实来概括说明症候的性质。中医学认为，“邪气盛则实，精气夺则虚”。实证，即是病邪盛而正气未虚，正邪斗争激烈所表现的症候；虚证，即是正气虚衰，功能减退，抵抗力低下所表现的症候。《灵枢·刺节真邪篇》里说“泻其有余，补其不足”，有余是指实证，不足是指虚证。对实证要用泻法，如患胃痉挛的，针刺病人足三里穴，可使胃弛缓；对虚证要用补法，如胃弛缓的，针刺病人足三里穴，可使其收缩加强。当然，由于虚实证不同，尽管都针刺足三里穴，但采用的手法不一样，一个用泻法，而另一个用补法。这个例子说明，经络有调整虚实的功能。

总之，保持经络的畅通是非常必要的，这是一条重要的养生原则，要时时刻刻使自己的经络之气畅通。

天天推拿，赛过补人参

中药有四性：寒、热、温、平。推拿中的推、拿、揉、掐与中药四性相对应，所以说用推拿就是用药。

推六腑，可以代替羚羊角和滑石，退热的效果非常好

高热是生活中常见的一种症状，有时候让人束手无策。其实，推六腑就能让你退热，比打针吃药更有效，重要的是它更方便、更省时省力。

推小指面具有补肾的效果

如果女性肾不好，想要补肾，最好的办法就是推小指面，它能增强体质，提高免疫力，并能填补肾气，效果绝不比吃地黄、杜仲差。

旋转大拇指面上的脾经，可以大补元气

如果女性体弱多病，或者大病初愈，或者刚生完孩子，就可以旋转大拇指面上的脾经，可以大补元气，效果不比吃人

参、白术差。更何况这也是最廉价的调理方法，相当于免费吃人参。

推大肠经，能治疗腹泻

现在很多女孩子都喜欢吃凉的东西，如冰激凌、冰镇饮料等，还经常暴饮暴食，食无定时，所以会损伤脾胃，造成腹泻，长此以往还会罹患肠胃病。这时候你可以通过推大肠经来补救。

推三关，可以治疗感冒

感冒对每个女性来说都是经常发生的一种小病，病虽小，但也给患者带来了痛苦，还会耽误工作和学习。如果你感冒了，不应该先想到吃药、打针或点滴，而应该先想到推三关，就是推前臂阳面靠大拇指的那条直线，用大拇指或食、中指指肚从腕推向肘，一直到手臂微微发红为止，这样治疗感冒的效果非常好。

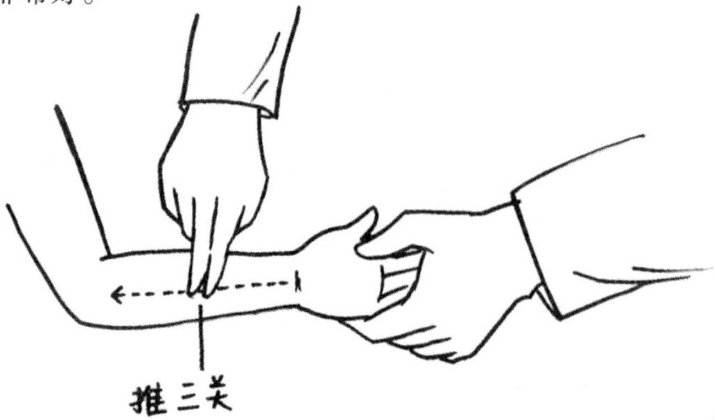

可见，推拿之术既方便，又有实效，还不会带来任何副作用，实在是女性自身疗愈的“魔法”。天天给自己推拿比吃人参还补，所以不要犹豫和怀疑了，赶快加入经络推拿的行列，它带给你的将不仅仅是健康，还有幸福和美丽。

调好经络，留住美丽秀发

头发的新陈代谢失去平衡，就会出现头发逐渐稀少甚至秃头的现象。针对上述这种现象，应该采取怎样的经络疗法呢？

1. 用1支20毫升的维生素B_1液洒在头上，用右手五指从前额神庭穴向后梳到后发际哑门穴，共梳36次，然后用左手和右手的五指分别梳头部两侧，各梳36次。

2. 五指合拢扣打百会穴54次。

3. 两拇指分别点振两侧的翳风、翳明、风池等穴3次，每次10秒。

按摩完了后，要做整理。用面巾纸将脸部擦拭干净，如果可以的话，最好用热毛巾擦脸，不但比较舒服，还能提高按摩的效果。如果要用热毛巾敷脸的话，必须在毛巾尚未冷却之前进行，温度应适当，不可过热，也不可过冷。

三步按摩，让你“挺”起来

女人们都想做公主，“太平公主”却无人愿意做。你想告别“飞机场”的平坦，“搓衣板”的骨感，做一个自信挺胸的美丽女人吗？那下面介绍的“三步丰胸按摩法”你一定要记好了！

第一步：双手四指并拢，用指肚由乳头向四周呈放射状轻轻按摩乳房一分钟。在操作时动作要轻柔，不可用力过猛。

第二步：用左手掌从右锁骨下向下推摩至乳根部，再向上推摩返回至锁骨下，共做 3 遍。然后换右手推摩左侧乳房。

第三步：用右手掌从胸骨处向左推左侧乳房直至腋下，再返回至胸骨处，共做 3 次。然后换左手推右侧乳房。

只要你坚持做胸部按摩，不但可以使胸部丰满，凸现女人的曲线美，还能达到清心安神、宽胸理气的目的，最终令人气血通畅、精神饱满、神清气爽。

科学按摩，成就你的纤纤玉臂

夏天就要来临，当你看着别人结实的臂膀裸露，却只能把自己两臂赘肉藏在袖子里，心里一定不是滋味！

皮下脂肪不易消除，手臂上这种顽固的皮下脂肪必须借由按摩及锻炼肌肉的训练才能减少。你不妨每天花 10 分钟为双臂进行按摩，在疏通淋巴组织之余，还可减轻水肿现象，配合具有消脂去水功效的纤手产品，效果更佳。只要持之以恒，坚持一个月，就能减掉手臂上的脂肪，锻炼出结实的臂肌，届时可别忘记买一件无袖衫来秀秀你的美臂哟！

纤细匀称的双臂需要从基本的按摩开始，小臂的按摩以平直柔和为佳，上臂的按摩以手半握抓紧为佳，以促进皮下脂肪软化。下面是具体的按摩步骤：

1. 由前臂开始，紧握前臂并用拇指之力，由下而上轻轻按摩，做热身动作。

2. 利用大拇指和食指握着手臂下方，以一紧一松的手法，慢慢向上移，直至腋下。

3. 以打圈的方式从手臂外侧由下往上轻轻按摩。

4. 再沿手臂内侧由上往下，继续以打圈的方式按至手肘位置。

5. 在手臂内侧肌肉比较松弛的部位，用指腹的力量，以揉搓的方法向上拉。

6. 用手由上而下轻抚手臂，令肌肉得以放松。整套动作可每晚做一次，每只手臂各做 1 次。

天下没有丑女人，只有懒女人！只要坚持做运动，就能去掉臂膀的赘肉，使皮肤光洁圆润，手臂修长、无赘肉，拥有美臂不是梦！但在做这些动作之前，别忘了先做暖身操，否则会有运动伤害之虞。

进行按摩时，切勿操之过急，动作要轻柔，慢慢地轻按手臂的穴位，可减少水肿的情况。

按摩腹部，告别难看的水桶腰

每一个女人都应留意自己的腰围，当你的腰线渐渐消失时，女人味几乎也就荡然无存了。而研究发现，没有正常的腰臀比的女人寿命也会缩短。按摩腹部是一种非常好的保持腰围的方法，它不仅能消除脂肪，还可以强身健体，对消化系统、神经系统等多种疾病都有辅助治疗的效果。

按摩腹部的手法除了前文提到过的揉法之外，主要还有以下两种：

手法一：拇指叠按法

将两个拇指上下重叠，在腹部及相关穴位按压，按压的轻重应以手指能够感觉到脉搏跳动，且被按摩的部位不感觉疼痛

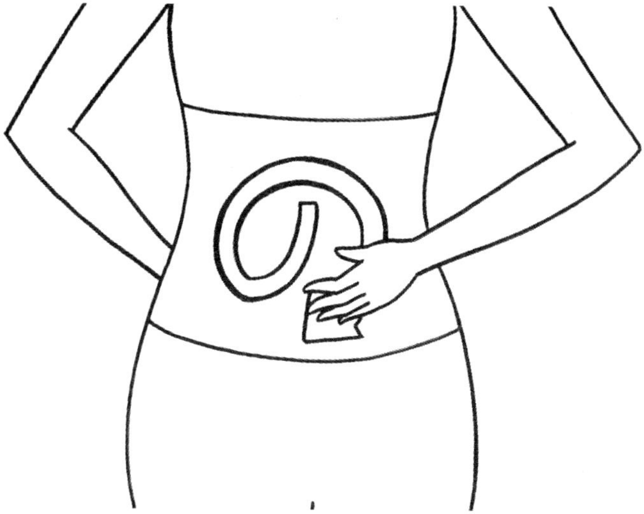

为最合适。

手法二：波浪推压法

两手手指并拢，自然伸直，一只手掌放在另一只手掌背上，右手在下，左手在上。在下的那只手掌和手指平贴腹部，用力向前推按，然后在上的手掌用力向后压，一推一回，由上而下慢慢移动，好像水中的浪花，故而得名。

除了以上的手法外，不用双手，以身体的运动和摩擦也可以达到按摩腹部的效果，在按摩的同时使身体得到适度运动，具体步骤如下：

第一步：俯卧在地上，两腿分开，放松身体，两肘张开，两只手轻轻叠合放在下颌下，注意要放松，不要用力。

第二步：全身保持松弛状态，让腹部紧紧贴在地板上，以肚脐为中心分别向左右揉搓再上下揉搓各 10 次。

第三步：脚跟立起，脚尖用力，使大腿悬空，按纵方向揉搓肚脐。上下左右各做 10 次。

功效：可以改善腹部血液循环，增强胃肠的消化吸收功能，减少腹部多余的脂肪。

坚持对腹部特殊的穴位并配合经络走势施以按摩，再加上时常进行的运动式按摩，爱美的你自然就可以拥有健美诱人的腰围了。

正确按揉穴位，痛经不再来扰

女人如花，月经是花期的标志，也是健康的晴雨表，伴随着女人一生中最美好的年华。如期而至的月经让人感觉踏实、身心舒服，但是，痛经也令众多女性承受着难以言说的痛苦。凡在行经前后或在行经期间出现腹痛、腰酸、下腹坠胀和其他不适，影响生活和工作的症状称为痛经。疼痛一般位于下腹部，也可放射至背部和大腿上部。痛经分为原发性和继发性两种，前者是指生殖器官无实质性病变引发的痛经，后者是由于生殖器官某些实质性病变引起的痛经。一般认为子宫过度收缩是原发性痛经的关键所在。对于前一种痛经，目前还没有理想的治疗方法，但通过按压穴位却能缓解痛经带来的痛苦。

当痛经发作比较剧烈、疼痛难忍时，应按压气海穴。气海穴在肚脐正下方 1.5 寸的地方，再下边是关元穴、中极穴。这三个穴位对于痛经都有抑制作用。

待疼痛感有所缓解后，可按如下方法进行腹部按揉。

自上腹部至下腹部，又从下腹部至上腹部来回抚摸。当将腹壁抚摸得有明显的松弛度时，转而对下腹部做倒三角形按摩：以手掌从右下腹→左下侧腹→下腹最下端中点→右侧腹。如此反复按摩。

在进行上述按摩的同时，或在此之后，可以拳或掌有节奏地敲击骶部，使震动力传至骨盆区内的脏器。

在足底与足背临泣穴相对的地方，有一个调经穴，刺激它也可以治疗痛经。调经穴并不难找，按压的方法也很多。一般来说，自我按压时多用大拇指，而为别人按压时，除了拇指外，也可用食指指面或关节。另外，用小棒代替手指进行按压，不仅省力，效果也格外好。

巧妙按摩，赶走可恶的闭经

凡女子年龄超过 18 岁，仍无月经来潮（除暗经外），或已形成月经周期而又中断达 3 个月以上者（妊娠或哺乳期除外），均可称为闭经。临床兼见形体瘦弱、面色苍白、头昏目眩、精神疲倦、腹部硬满胀痛、大便干燥、忧郁恼怒等症。

闭经的病因无外乎虚实两类，虚者多由肝肾不足，气血虚弱、阴虚血燥而致冲任不盈，血海空虚，无血可下；实者多由气滞血瘀、痰湿阻滞、寒凝血瘀而致冲任不通，经血不得下行。按揉穴位可以治疗闭经。

取穴位：关元、气海、三阴交、足三里、血海、肝俞、肾俞、膈俞、胃俞。

操作步骤如下：

病人仰卧位

1. 点按关元、气海、三阴交、足三里、血海，每穴约 1 分钟。

2. 摩法。医者两手掌指相叠，以肚脐为中心，沿着升、横、降结肠，按顺时针方向围摩 5 分钟，以腹部有热感为宜。

3. 拿提法。医者两手掌指着力，分别置于腹部两侧，自上而下、自外向内沿任脉将腹部肌肉挤起，然后两手交叉扣拢拿提，反复施术 7 次。

病人俯卧位

1. 点按肝俞、肾俞、膈俞、胃俞，每穴约 5 分钟。

2. 推揉法。医者两手指掌分别置于背、腰骶部膀胱经和督脉上，边推边揉反复施术 3 分钟。

3. 擦法。医者两手交替进行，一手全掌着力置于腰骶部及八髎穴处，反复摩擦至皮肤微红、有热感为宜。

足部按摩，有效防治心脏病

心脏病包括动脉粥样硬化心脏病、风湿性心脏病、先天性心脏病、高血压心脏病、慢性肺源性心脏病、心肌炎、心脏神经官能症、心律不齐等多种心脏病变。足部按摩对防治以上各种心脏病，改善心脏功能，缓解心慌、胸闷等自觉症状，均有辅助作用。

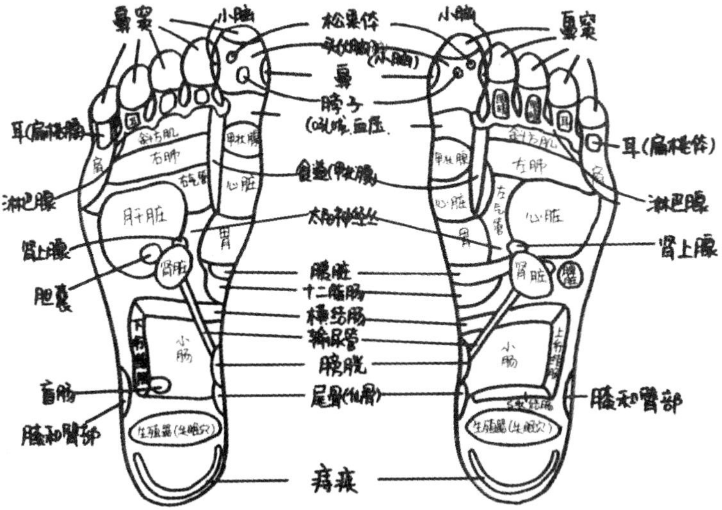

按摩的反射区及穴位

1. 反射区。基本反射区（肾、输尿管、膀胱、尿道、腹腔神经丛），大脑、小脑、脑干、垂体、血压点、肺、脾、肝、胆、心、甲状腺、甲状旁腺、胃、十二指肠、小肠、胰、膈、各淋巴结（头颈淋巴结、胸部淋巴结、上下身淋巴结）、胸、胸椎、生殖腺等反射区。

2. 穴位。涌泉、太溪、三阴交、足三里、行间、太冲等穴。

按摩的程序与方法

1. 用食指关节刮压基本反射区各 1 分钟。

2. 用食指关节按揉或推压大脑、小脑、脑干、垂体、血压点、甲状腺、肺、胃、胰、十二指肠、小肠、肝、胆等反射区各 30 次。

3. 用拇指按揉心反射区 3 ~ 5 分钟、胸部淋巴结反射区 2 ~ 3分钟。心律过缓者加按肾上腺反射区 1 ~ 2 分钟。

4. 用拇指按揉脾、各淋巴结、生殖腺、胸、胸椎反射区各 30 次。

5. 用拇指按揉涌泉、太溪、行间、足三里、三阴交、太冲等穴各 50 次。

6. 重复刮压 5 个基本反射区各 1 分钟。

常搓脚心，提高人体免疫力

搓脚心有益于活血通络、强体健身。由于脚心穴位病理在人体上反射较多，如左脚掌心穴位病理反应有腹腔神经丛、肾上腺、肾脏、心脏、脾脏、胃、十二指肠等；右脚掌心穴位病理反应有腹腔神经丛、胆囊、肾上腺、肾脏、肝脏、胃等。因此，常搓脚心对于祛病健身有较好的保健疗效。

此外，搓脚心最重要的一点还在于人体最关键的穴位之一涌泉穴位于脚心。涌泉穴属足少阴肾经，位置在蜷足趾时呈凹陷处，常搓涌泉穴可治疗头顶痛、癫痫病、疝气、昏厥等症。每天坚持1～2次搓脚心，持之以恒，能起到补脑益肾、益智安神、活血通络的疗效，可以防治健忘、失眠、消化不良、食欲减退、腹胀、便秘和心、肝、脾、胆等脏器病症。搓脚心有以下几种方法：

1. 干搓。左手握住左脚背前部，用右手沿脚心上下搓100次，至脚心发热；再用右手握右脚脖子，用左手沿脚心上下搓100次，搓的力度大小要以自己舒适为宜。

2. 湿搓。把脚放在温水盆中，泡到脚发红，再按第一种办法搓。

3. 酒搓。倒半两（25克）左右白酒于杯中，按第一种办法操作，只是搓脚的手要蘸一点白酒，酒搓干了再蘸一下，按第一种办法两脚心各搓100次。

经络按摩，便秘痛苦消失了

便秘的经历相信很多人都有过，便秘看似一个小毛病，却会给生活带来很大的烦恼。导致便秘的原因很多，最主要的原因有以下几点：

1. 饮食结构不合理，偏爱吃蛋白含量高和辛辣的食物。高蛋白食物在肠道中运行速度是最慢的，并且能产生很多有害气体。例如，富含高蛋白的牛肉就是大肠癌的重要诱发食物。

2. 年老体衰。中老年女性身体功能低下，胃肠运动能力同样降低，加上肛周肌肉力量下降，因此很多中老年女性都患有便秘。

3. 过度消瘦的女性。很多女孩子为了苗条，对“油脂”退避三舍，殊不知适量的脂肪摄入对人体是非常有必要的，如果脂肪摄入过少就会造成大便艰涩难下。

得了便秘又应该通过怎样的经络疗法去治疗呢？

抹任脉：从膻中穴到中极穴

位置：两乳头之间中点到脐下一掌宽小腹的中点连线。膻中穴位于胸部，前正中线上，平第四肋间，两乳头连线的中点。中极穴位于下腹部，前正中线上，脐中下 4 寸。

按摩方法：仰卧或正坐，用左手或右手的拇指，从膻中穴沿着任脉（腹部正中）抹到中极穴，方向始终由上向下，操作 20 次，力量不宜过大，但是要紧贴皮肤。

掌揉天枢穴和大横穴

位置：天枢穴位于腹中部，平脐中，距脐中 2 寸。大横穴位于腹中部，距脐中 4 寸。

按摩方法：将自己两掌平放于中腹，两中指正对于脐中，稍加用力后顺时针方向揉动，令腹内有热感为佳。

点揉腹结穴和气海穴

位置：腹结穴位于下腹部，大横穴下 1.3 寸，距前正中线 4 寸。气海穴位于在下腹部，前正中线上，脐中下 1.5 寸。

按摩方法：将双手拇指指腹按压住同侧腹结穴后稍加压力，感到酸胀为佳，然后顺时针方向点揉 1 分钟；再用一手拇指点揉气海穴，力度同腹结穴，同样操作 1 分钟。

顺时针摩揉全腹

按摩方法：将两掌重叠，扣于脐上，稍加用力，沿顺时针方向摩揉全腹。注意力度要渗透进腹腔，令肠道能跟随手掌在腹腔中震动。这样才能促进肠道蠕动，同时应注意摩揉方向，如果操作方向相反，就会适得其反。

点揉尺泽穴和曲池穴

位置：尺泽穴位于肘横纹中，肱二头肌腱桡侧凹陷处。曲池穴位于肘横纹外侧端，屈肘、尺泽穴与肱骨外上髁连线中点。

按摩方法：以一侧拇指指腹按住尺泽穴，轻轻揉动，以有酸胀感为宜，每侧 1 分钟，共 2 分钟。曲池穴操作同尺泽穴。此二穴为上肢治便秘要穴，尺泽穴为肺经穴位，曲池穴为大肠经穴位，二者相配能有效地促进大便排出，效果显著。

点揉合谷穴

位置：合谷穴位于大拇指和食指的虎口间，拇指食指像两座山，虎口似一山谷，合谷穴在其中，故此得名。定位合谷穴的方法是：一手的拇指第一个关节横纹正对另一手的虎口边，拇指屈曲按，指尖所指处就是合谷穴。

按摩方法：以一侧拇指指腹按住合谷穴，轻轻揉动，以有酸胀感为宜，每侧 1 分钟，共 2 分钟。合谷穴是全身四大保健穴之一，也是清热止痛的良穴，可以有效缓解因便秘造成的头晕、饮食不振、情绪烦躁、黄褐斑、痤疮和腹痛等症。

按揉支沟穴

位置：支沟穴位于前臂背侧，阳池穴与肘尖的连线上，腕背横纹上 3 寸，尺骨与桡骨之间。

按摩方法：以一侧拇指指腹按住支沟穴，轻轻揉动，以有酸胀感为宜，每侧 1 分钟，共 2 分钟。支沟穴是治疗便秘的特效穴，各种类型便秘均可使用。

按揉内庭穴

位置：内庭穴位于足背，第二、第三跖骨接合部前方凹陷处。

按摩方法：以一侧拇指指腹按住内庭穴，轻轻揉动，以酸胀感为宜，每侧 1 分钟，共 2 分钟。内庭穴是泻胃火的特效穴，此穴对青年女性饮食不当所致的便秘效果最为明显。

按揉三阴交穴

位置：三阴交穴位于小腿内侧，足内踝尖上 3 寸，胫骨内侧缘后方。

按摩方法：以一侧拇指指腹按住三阴交穴，轻轻揉动，以有酸胀感为宜，每侧 1 分钟，共 2 分钟。三阴交穴是滋阴润燥的要穴，故此法特别适用于患有便秘的中老年女性。

第七章

花花草草，养出芳香美人

芳香精油，你知道吗

芳香精油名目繁多，常用的精油有以下几种：玫瑰精油、薰衣草精油、茶树精油、洋甘菊精油、尤加利精油、茉莉花精油、天竺葵精油、迷迭香精油、薄荷精油、檀香精油、柠檬精油、甜橙精油、茴香精油、杜松精油、乳香精油、丝柏精油、橙花精油、肉桂精油、佛手柑精油、广藿香精油、苹果精油、葡萄柚精油等。一般家用的精油主要起营造家庭环境、沐浴滋润皮肤以及浸泡衣物的作用，所以人们局限于熟悉的单方精油上，如玫瑰精油、薰衣草精油、茶树精油。

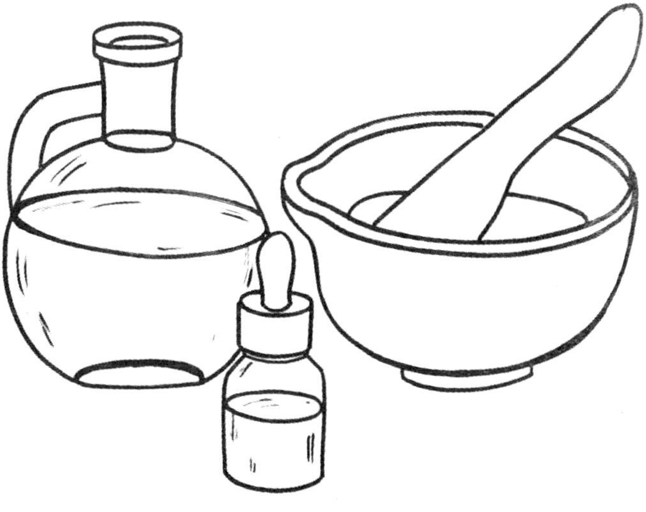

当你熟悉精油之后，就会知道在日常生活中使用精油不仅可以净化空气、消毒、杀菌，同时可以预防一些传染性疾病。精油可预防传染病、对抗细菌、消炎、抗神经痛、防风湿、抗痉挛、解毒、抗忧郁、镇静、止痛、帮助消化、促进细胞新陈代谢及细胞再生，而某些精油还能调节内分泌器官，促进荷尔蒙分泌，让人体的生理及心理活动获得良好的发展。

精油被广泛地运用于医药和化妆品，它能极为有效地进入身体促进血液循环，加快人体的新陈代谢，通过调理人体机能有助于增强人体免疫力，而且对人体不会产生任何的副作用。芳香精油有多种使用方法，主要有嗅觉吸收法、按摩吸收法、按敷法，以及沐浴法。

有些人会有疑问，既然芳香精油对人体没有副作用，为什么不能直接口服呢？当然，口服不是不可以，但不提倡用，在有医师指导下，可以服食处方上的精油，这是精油进入体内最少效益的方式，它的化学成分会受到影响，任何一种化学药剂也都有同样的限制。因此，最好是外用或吸入，借用道具和外力将精油送入人体，和人体最大限度地接触是发挥精油功效最有效的方法。使用的方式有热敷、冷敷、涂抹、按摩、盆浴、足浴、臀浴、淋浴、灌洗、吸入（借着蒸汽、熏香用具或手帕）等。精油与化学药物的不同之处在于，它不会像化学药物一样残留在人体内，所以也不会因长期使用对人体产生副作用，它可借由便尿、出汗、呼吸而被排除，对健康的人而言，排出的时间需要 3 ~ 6 小时，对肥胖、不健康的人而言，则可长达 14 小时，相较而言，这无疑是一个漫长的过程，所以无论怎么样，有一个健康的身体才是最重要的。

提取精油的方法有许多种，每一种都需要特制的设备。具体的方法还要视萃取对象的种类而定。最常用的方法是通过蒸汽蒸馏从植物中将精油提取出来，将新采摘的植物悬于滚水上方，蒸汽会将精油从植物中带出来。当然，我们还有其他更为直接的方法，如压榨法、溶剂法或脂吸法。

一盎司即28.35克的玫瑰精油需要6万朵玫瑰花，薰衣草的精油含量较多，100千克可提炼出3千克的精油。至于茉莉花，必须在开花的第一天趁太阳尚未高照的时候，用手采摘。檀香木必须生长30年而且有10米高的时候，才能被砍下蒸馏。上述的几个例子比较极端，大部分的精油植物的生长采收条件均与一般植物无异。每种精油的价格都反映出这些条件，由于生产1千克的茉莉花精油得用上800万朵手采的花朵，你该不难理解为何茉莉花精油是市场上最贵的精油之一了吧。

精油的神奇之处就在于，它是天然的有利于人体的香精与药物，是大自然为人类准备的一份美好而厚重的礼物，我们不需要依靠更多的现代科技而是借助大自然的力量就能应对生活中那些隐藏的、不和谐的危害。

日常巧用精油芳香疗法

芳香疗法是以芳香精油为物质基础，以芳香疗法学为理论指导，配以特殊的器材、配品以及手法，使芳香精油以不同的形式作用于人体，以达到治疗疾病、美容、美颜及养体等功效

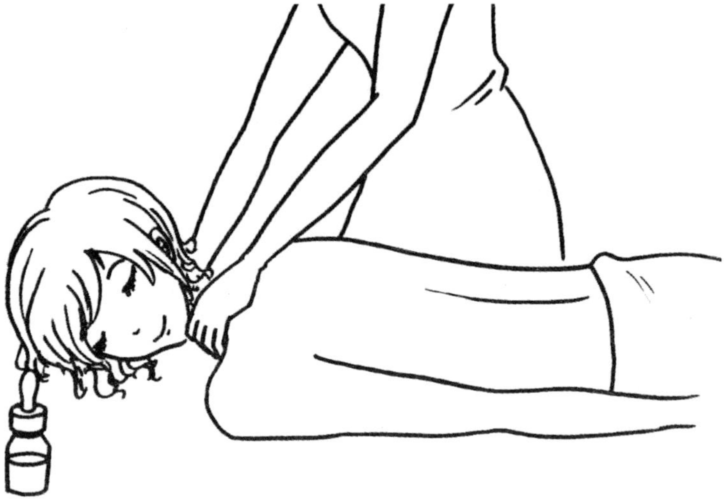

的一种治疗方法。

精油的特质，是它被人们所接受和喜爱的原因，但是我们在开始使用精油之前一定要仔细了解使用精油的一些注意事项。比如：

1. 精油最好不要内服。

2. 使用精油会有惯性问题，因此需要更换或交叉使用。

3. 柑橘类精油只能晚上使用，使用应尽量不要打开计算机，因为计算机光线强。

4. 有病请看医生，精油不能取代药物。

5. 精油必须稀释后才能使用，只有茶树及薰衣草可直接使用在脸及身上。

6. 精油必须储存于深色玻璃瓶内，放置阴凉处避免阳光照射，以延长精油寿命。

7. 一般精油寿命为 1 ~3 年，柑橘类为 3 ~6 个月。

8. 稀释精油时，请使用玻璃及陶瓷器皿，勿用塑料制品，以免腐蚀及产品发生化学变化。

9. 敏感体质者，请在使用前进行敏感测试。

有非常多的方式可以使你直接享受精油的香味，同时运用精油所具有的疗效特质，这大多数的方法并不需要增添任何特别的设备。

1. 冷、热敷法：把 3～6 滴精油加入冷水或热水中，搅动均匀后，将毛巾浸入水中，用毛巾捞起，水面精油所形成的薄膜会沾在毛巾上，拧去多余水分，将毛巾敷在患部，并用双手轻轻按压，使带有精油的水分尽可能渗入皮肤内，重复以上步骤 5～10 次。用于面部时：水和精油的比例，约为 200 毫升冷水或热水，兑 1 滴精油；用于身体部位时：水和精油的比例，约为 200 毫升冷水或热水，兑 5 滴精油。

2. 吸入法：滴入 1～3 种精油在冒着蒸汽的水中，总数不超过 6 滴，充分搅匀后，用大浴巾将整个头部及脸盆盖住，用口、鼻交替深呼吸，持续 5～10 分钟。或者将 2～3 滴精油滴在面纸、手帕或手掌上嗅吸，或打开精油瓶盖子直接吸嗅。吸入蒸汽是一种治疗呼吸道疾病及感冒等的绝佳方式，但不适用于气喘。常用精油有薰衣草、尤加利、玫瑰等。

3. 按摩法：这是一种传统的芳香疗法，可以说是非常有效的将精油成分带入体内的方式之一。使用时将复方按摩精油直接倒出使用，请专业美容按摩师进行全身按摩，也可在家中进行简单的全身各部位的按摩。可促进血液循环，净化体内不被人体所吸收的垃圾，清除组织废物，排除体内毒素，加强脑中枢神经，舒缓肌肉酸痛，以达到护肤、美容、瘦身、保健等效果。

4. 喷雾法：将30毫升蒸馏水或纯净水放入喷雾瓶中，滴入3～6滴精油喷洒，可净化空气，也可作为具有保湿及滋润效果的美容水。喷洒在床上、衣服上、家具上，可起到消毒、除臭、改善生活环境的作用。常用精油有迷迭香、柠檬、尤加利等。

5. 熏香法：熏香法是颇受欢迎的最常用的精油使用方法。运用各种熏香器具，以加热的方式，使香薰精油分子散布于空气中，再利用呼吸达到芳香疗效。调配不同的精油滴入香熏器具中，便可得到不同的效果，有助于制造不同的气氛。精油是游离物质，它可将空气中的尘物及细菌粘敷在房屋内的物质上，起到净化空气的作用，并且可通过香味调节情绪及神经。

5. 沐浴：将浴盆内放满热水，滴入5～10滴的精油来缓和情绪。关上门，将自己笼罩在蒸汽中浸泡15分钟，你若是属于敏感性皮肤，最好先将精油和媒介油如甜杏仁或核桃油稀释。精油如没有扩散完全可能会留下印子，所以在洗完澡后请立即擦干。

6. 香薰漱口法：将2～3滴精油滴入一杯水中搅匀，漱喉10秒钟，然后吐出，重复至整杯水用完。每天使用，可保持口气清新，保护牙齿，减少喉炎。或者将1～2滴精油滴入一杯水中混合均匀，直接漱口，对口腔问题及呼吸系统症状疗效显著，可保持口腔清新及预防口腔疾病。常用精油有茶树、薰衣草。如果洁白牙齿有柠檬精油；如果口腔溃疡、牙龈病用茶树精油；如果有呼吸系统问题可用尤加利精油。

精油其他使用方法：

1. 直接擦拭法：茶树、尤加利、薄荷、薰衣草在治疗时可直接擦于皮肤表面，但面积不得超过 1 ~2 厘米。

2. 妇女保健：可将茶树、薰衣草滴在内裤、护垫或清洗剂里，作为日常的妇科抗菌保健。

3. 除体臭、腋臭：加 6 滴柠檬、丝柏、香茅在 10 毫升基础油中，做局部擦拭。

4. 驱虫及保存衣物：将 6 滴薄荷、柠檬、香茅、佛手柑滴在灯泡上或衣橱内，可驱虫并可在衣物上留香。

5. 刮痧疗法：将适合身体病症的精油 2 ~3 滴滴入刮痧油中，或用相应功效的复方精油涂抹于患部或穴位旁，再用刮痧器刮拭，可治疗各种疾病。建议咨询芳香疗法师。

6. 香水法：可使用自己喜欢的精油来做香水，突出个人风格，增强自信，持久留香。

香熏，不仅美颜，还润肤

玫瑰

玫瑰精油是世界上最昂贵的精油，大约 5 吨重的花朵只能提炼出两磅的玫瑰油，被称为“精油之后”。一滴玫瑰精油可以媲美多种其他精油。萃取部位在花瓣、雄蕊，可通过水蒸馏法来萃取，萃取后芳香扑鼻，呈淡淡的黄绿色；主要产地在摩洛哥、土耳其、法国、保加利亚。

玫瑰精油可以消除细纹、保湿、促进细胞再生、消除黑眼圈、美胸、美白、消除妊娠纹和疤痕，也有催情、抗忧郁、舒解压力、愉悦心情等作用。

薰衣草

薰衣草精油是由狭叶薰衣草提炼而成的，可以清热解毒、清洁皮肤、控制油分、祛斑美白、祛皱嫩肤，还可促进受损组织再生恢复等护肤功能。它能净化安抚心灵、减轻愤怒和精疲力竭的感觉、使人可以心平气和地面对生活。对心脏有镇静效果，可降低高血压、安抚心悸，对于失眠很有帮助，它的挥发油能抗菌消炎，镇静情绪，甚至可做驱蚊虫剂。

薰衣草主要产地在法国普罗旺斯、意大利托斯卡纳、北海道、澳大利亚、新疆伊犁等地。

茶树精油

茶树精油原产于澳大利亚，为茶树的提取物。茶油用途极广，具有杀菌消炎、收敛毛孔、淡化痘印、鼻炎、哮喘，改善痛经、月经不调及生殖器感染等功效。茶树精油用于护肤时，适用于油性及粉刺皮肤，也可治疗化脓伤口及灼伤、晒伤、香港脚及头屑。茶树精油也可直接搽用以防治蚊虫叮咬，有很好的止痒效果，浓的茶树精油可以去除疣。

茶树最重要的用途，是帮助免疫系统抵抗传染性的疾病，策动白细胞形成防护线，以迎战入侵的生物体，并可缩短罹病的时间，为强效的抗菌精油。

天竺葵

天竺葵精油由蒸馏花叶而来，精油为黄绿色，味道略似玫瑰，因此常被假冒成玫瑰精油，不过细闻之下，天竺葵带有的柠檬味可做区分。天竺葵是天然的美容妙品，特别是干燥皮肤、皮炎、湿疹等皮肤病用它来洗浴效果明显。在泡脚的热水中滴入几滴天竺葵精油，可以活血经络，去除脚气、脚臭。对于情绪不稳，或更年期综合征患者，天竺葵是一种极好的平衡剂。此外还可用于缓解产后抑郁症。

天竺葵主要产地在西南印度洋靠近马达加斯加岛的留尼旺岛、法国、摩洛哥、西班牙等地。

乳香精油

乳香精油萃取自乳香树脂，散发着温馨清纯的木质香气，又透出淡淡的果香，可令人感受到从未有过的放松和舒缓，颜色为淡黄色。乳香精油产自中东的黎巴嫩和伊朗，由于各种地理因素的限制以及地区局势的原因，乳香精油目前价值极其昂贵。

乳香作为一种树脂，具有强烈的渗透性及舒缓神经的作用。因此，中医在治疗跌打损伤时都会使用乳香、没药这两种药做止痛之用。它对老化皮肤也有特别效果，具有抗衰老的作用，同时也是一种很好的止泻药。

柠檬精油

柠檬精油是一种极好的提神剂及清新剂。柠檬原产于印度，柠檬精油中的柠檬烯特别有益于美白、收敛、平衡油脂分泌、治疗青春痘等油性皮肤症状。柠檬精油能改善循环系统，包括促进血液循环，以降低血压，止鼻血。它可以增强免疫力，净化身体，改善消化系统功能，分解脂肪团，治疗消化不良和便秘。

柠檬油用果皮压榨而成，呈淡黄色的液体，具有柑橘类的香气，清爽而新鲜。如果用于芳香疗法上，柠檬精油的保质期为 8 ~ 10 个月，但是过了保质期后，仍可以用于芳香治疗，如蒸汽疗法。

佛手柑精油

佛手柑精油来自一种苦橙树的果皮，此种果类原产于印度，后来在中国与意大利都有生产。佛手柑有疏肝理气、燥湿化痰的作用，也可用于肝胃气滞、胸胁胀气。效能上依产地的不同，味道与成分上有些差异，在国际市场上真正的佛手柑精油产量极少。

佛手柑精油最早被运用到芳香疗法上是因为它自身所具有的杀菌效果，其功效不亚于薰衣草，可对抗室内的尘螨，故常用于过敏性鼻炎及小儿气喘的缓解，在室内扩香，不但可以让人感到轻松快乐，甚至有净化空气，预防病毒传播的效果。它还可用于治疗湿疹、干癣、痤疮、体臭以及毛孔粗大等。

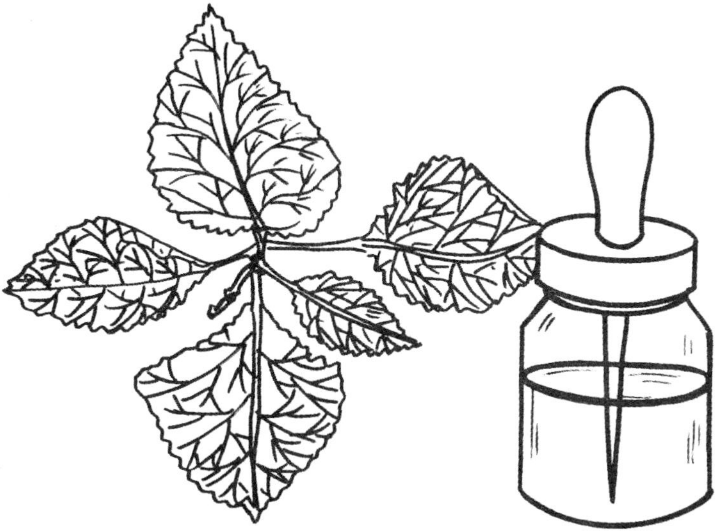

薄荷精油

薄荷精油有头部“万灵药”之称。它具有双重功效，热时能清凉，冷时则可温暖身躯，因此，治疗感冒的功效绝佳，对呼吸道产生的症状疗效好，对于干咳、气喘、支气管炎、肺炎、肺结核具有一定的疗效。只要打开瓶盖，深深地吸入一些薄荷精油，立刻能令你精神振作，症状大为减轻。对消化道的疾病也十分有助益，有消除胀气、纾解胃痛及胃灼热的作用。此外，在夏天使用，能消暑、清热、清除疲劳。

檀香精油

檀香精油由檀木的树心部分的树脂蒸馏而得，有一种香甜的气味。印度人长久以来用檀香木做香料燃烧，它能帮助人静心及冥想。檀香做原料的香水——古龙水，能令人有愉快的感觉。檀香精油适合老化、干燥及缺水皮肤，可淡化疤痕、细纹、滋润肌肤、预防皱纹；具有镇静特质，能安抚神经紧张和焦虑，使人放松；具有催情特性，高效补肾。

精油疗法，治疗月经不调

月经不调是一个统称，是指月经的周期、经期、经量异常的一类疾病。一般包括月经前期、月经后期、月经前后无定期、经期延长、经量过多、经量过少等情况，是妇科常见病之一。

据统计表明，女性月经不调是导致不孕不育的直接原因。由于月经不调容易导致患者出现宫颈炎、盆腔炎、子宫内膜炎、附件炎等病症，给女性的身体健康带来严重的危害。月经不调还会引起色斑、暗疮，许多女性以为这些用化妆品就可以解决，那就大错特错了，因其是机体病变的反应，不但影响美容，而且还会影响身体健康，引发偏头痛。在一些特殊的例子中，常担心月经周期不规则或怀疑是否怀孕，会加重这种症状，现在我们以一些安抚性精油给予规律的芳香疗法，可以有效治疗这种情况。精油的好处多多，对于女性生殖系统具有以下作用：抗痉挛、调经、催乳、调整乳汁分泌、影响荷尔蒙分泌、强化子宫作用。由此可见，精油对月经周期的调节具有特殊的疗效。例如：

1. 痛经：薰衣草精油 + 鼠尾草精油 + 茴香精油 + 月见草精油。

2. 月经不调：用橙花精油 + 天竺葵精油 + 迷迭香精油 + 澳洲坚果油。

3. 月经量过少：丝柏精油 + 罗马洋甘菊精油 + 玫瑰精油 + 快乐鼠尾草精油 + 荷荷巴油。

上面所说的这些都是效果比较好的。就上面所说的配方的混合油，每天涂抹于腹部和靠近腰的后背部，以建立荷尔蒙的平衡，从而建立月经规则。采用按摩的方法更好，按摩的部位在靠近腰的后背、腹部、大腿部。还要养成有规律的泡澡习惯，定期做香薰泡澡，泡澡时加入 8 ~ 10 滴适用的精油，同样有助于建立荷尔蒙的平衡。当然，除了使用精油调理，主要还是使用药物进行内调，精油的调理并不能替代去医院看病就医。

植物精油，帮你清除体内毒素

如果你看到这里，想必已经了解了植物精油的诸多特质。精油分子，能快速地进入血液循环，成为加强机体新陈代谢的助推器。其中尤以加速水代谢见长，从而推动其他物质的代谢速度。使用后会感到饮水量增多，便秘得到改善，肤色变得红润与通透。

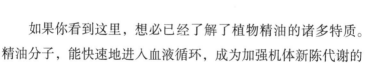

最适宜精油排毒的方法就是按摩排毒法，按摩时平卧在

床，放松腹部肌肉，取 2～4 毫升精油，逆时针不时打转直至精油被完全吸收。一般在餐后进行，持续 5～10 分钟。可选择的精油有：

25～35 岁：柑橘 2 滴 + 杜松 2 滴 + 天竺葵 2 滴 + 葡萄籽油 10 毫升；

35～55 岁：葡萄柚 2 滴 + 柠檬马鞭草 2 滴 + 德国甘菊 2 滴 + 葡萄籽油 10 毫升；

55 岁以上：柑橘 2 滴 + 柏树 2 滴 + 苦橙花 2 滴 + 葡萄籽油 10 毫升。

心理排毒：将精油滴在纸巾上，做几次深呼吸

生理和心理学研究认为，应激状态可使人抵抗力降低，易罹患疾病。一切顽固的忧愁和焦虑，都可称为不良情绪，这种心理的疾病往往会诱发生理上的疾病，病痛中的人带着一些相当复杂的情绪去就医也不利于身体的康复。而此时假如适当地闻闻精油，就可以快速地调节心情。情绪激动时将三四滴柑橘、柠檬、柠檬马鞭草在 20 毫升的纯净水中喷洒在室内或者在手帕或面巾纸上来吸闻它的香气，或做几次深呼吸均有利于平复心情。可选择的精油有柠檬、薰衣草、杜松、欧薄荷、德国甘菊、柏树等。

精油泡澡：放松身心的最佳方式，利于减肥排毒

泡澡是一种极好的排毒方法，简单而又便于实现。身体疲劳了一天，泡泡澡可以让忙碌一天的交感神经放松，此时副交

感神经开始活跃，身体逐渐放松，还能减掉多余的脂肪，再配以植物精油可以达到事半功倍的效果。精油的超微分子，是瘦身的特工队，超快渗入皮肤底层，展开美化身材的作用，一周一到两次的精油泡澡，会加速身体新陈代谢，彻底排除体内毒素。

泡澡时首先将浴缸放入38℃左右的水，然后进入浴缸前滴入8~10滴精油，如迷迭香、柠檬、橘子等精油都可以，浸泡20分钟就该起身了。柠檬、橘子等，都是瘦身排油的天后级精油，迷迭香可增强血液循环与排毒。如果条件允许在美容院做SPA自然最好，若是没有时间SPA，泡澡其实也足够令人身心愉悦了。

芳香疗法，赶跑令人不爽的感冒

日常生活中的一般感冒，都是由病毒感染鼻腔或喉咙引起的。鼻腔和喉咙的黏膜如果受到病毒侵犯而发炎，就会变得非常脆弱，很容易让细菌乘虚而入，进而引起鼻窦炎、耳朵感染和支气管炎等比最初感冒严重得多的二次感染。所以这个切断病毒的传染途径和清除病毒的滋生环境就是我们主动出击对抗病毒最有效的方法。

尤其到了感冒多发的季节，面对气候和环境的转变，我们首先会想到的是如何防患于未然，让空气中的病毒远离自己，所以净化空气，对我们日常生活的环境进行消毒杀菌，就显得异常重要了。在感冒多发的季节可以对居住的房间和办公环境进行喷洒精油或进行精油熏香。茶树精油和尤加利精油是最好的选择，如果再加入佛手柑精油，那么效果就会更好。

由于一些芳香精油本身除了是良好的杀菌剂外，还能够刺激人体自身的免疫系统从而提高人体的免疫力，协助对抗侵入人体的病毒，所以，精油不但可以减轻感冒症状，还可以降低二次感染的危险。

使用精油治疗感冒的常用方式为吸入法和泡澡法。在感冒症状刚出现的时候，就马上用茶树和尤加利精油泡澡，可以避免感冒进一步恶化。

泡澡的方法是：在一缸微热的水中滴入最多6滴精油，精油必须在滴入前经过稀释，通常是加入基底油中混合稀释后再倒入水中，也可以加入一杯全脂牛奶中充分摇晃均匀后倒入水中。需要记住的是，一定要等到水放满浴缸后，再加入精油，然后就把全身浸入水中15分钟。有条件的话，最好每天早晚各泡一次，连续泡两三天，才会有更佳的效果。在睡前的泡澡水中，加入薰衣草精油，或是添加一些马郁兰精油，除了可以促进大量的排汗，更可以获得一个深沉而放松的睡眠。注意：晚上是不能使用茶树或尤加利等具有振奋精神的精油的，免得无法入眠。

吸入精油蒸汽可以强化泡澡的功效。仅吸入温度很高的蒸汽就可以阻碍病毒的生长，如果再加上茶树和尤加利精油，效果会更好。而这两种精油均比较适合白天使用，在晚上可以改用薰衣草精油。

蒸汽吸入的方法：在容器中，加入热水，滴入最多两滴精油，用一条大毛巾围在后头颈，遮过双肩，脸部凑近容器上方5～10厘米，用口鼻交替吸入蒸汽。每天吸入2～3次，连续3天。或者在加湿器中滴入4～6滴精油，关好门窗，打开加湿器，不一会儿房间内就会被水雾笼罩住了，到了冬季这不仅可以缓解干燥，同样可以杀死空气中的细菌。这两种方法也因人而异，有哮喘病的病人是不能使用前一种方法的。

如果在感冒时还伴有喉咙疼痛的现象，你可以将精油做成漱口水漱口。具体方法是，在一杯纯净水中滴入1滴茶树或百里香精油，摇晃均匀后，含在嘴里漱口。每天2～3次，连续两天就能好转。

如果患的是流行性感冒，除了需应用以上的方法来遏制感冒的进一步恶化之外，还应该在房间内喷洒精油或进行精油熏香，对空气环境进行消毒处理。茶树、尤加利精油是最好的选择，如果再加入佛手柑精油，效果会更好。

喷洒精油的方法是，在一个有喷雾头的容器中，加入纯净水100毫升、精油10滴，拧紧瓶盖，剧烈摇晃后喷洒在房间的空气中，每喷洒两三次就再剧烈摇晃一次，这是因为精油不溶于水的缘故。也可以把精油加入酒精之中，剧烈摇晃使其混合稀释后再喷洒。

对抗感冒功效较好的精油有薰衣草、茶树、尤加利、薄荷、百里香、迷迭香、松树、马郁兰等。

使用芳香精油，警惕这 4 个误区

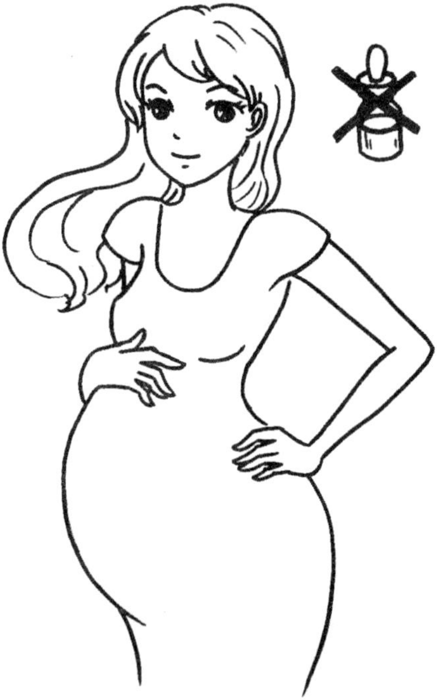

误区一：孕妇不能使用芳香精油

孕妇不能使用芳香精油，是人们无法全面认识和正确使用芳香精油导致的误区之一，很多人认为芳香精油能够快速渗透于血液中，引起血管收缩，使怀孕不足三个月的女性发生流产。其实，当精油通过按摩或呼吸进入下皮层或血液后，其所含的量已经非常小了，不会对孕妇或胎儿造成不良的影响。

茉莉花精油对孕妇的产前产后调理有很好的作用。比如，将茉莉花精油 1 滴 + 甜橙精油 1 滴 + 檀香精油 2 滴，通过熏香的形式让孕妇吸入后，可以起到安抚情绪的作用。茉莉精油对严重沮丧情绪有很好的改善作用，可以安抚神经、温暖情绪，还能缓解压力，舒缓孕妇因怀孕而造成的紧张不安、腰背酸痛、水肿等情况。茉莉精油还是极佳的荷尔蒙平衡剂，能有效改善产后抑郁。孕妇生产后，可以加茉莉精油 3 滴 + 玫瑰精油 2 滴熏香，有助于平复产后抑郁的症状。

误区二：有伤口的皮肤不能使用

我们看待问题方式不是一概而论的，就有伤口的皮肤能不能使用芳香精油，首先我们要考虑是什么样的伤口以及选择什么样的精油。比如，薰衣草精油就有消炎、杀菌的作用，亦有治疗粉刺、湿疹、烫伤、灼伤及促进肌肤细胞再生，加速伤口愈合的作用；乳香精油具有回春作用，其收敛的特性有利伤口、创伤、溃疡的愈合。一般的碰伤、擦伤、割伤以及小面积的烧烫伤都可以适当使用精油，不仅对伤口没有影响，还能促进伤口皮肤的早日愈合。

当然，使用精油时尽量不要揉按伤口处，一些刺激性强的精油不要使用，像前面提到的薰衣草、乳香以及洋甘菊等都可以放心使用。

误区三：高血压病人不能使用

高血压对人体有非常大的困扰，一旦用药和饮食发生偏差就会诱发血压波动，出现呕吐、心悸、眩晕等症状。所以，人们很疑惑能不能使用芳香精油来帮助高血压病人，因此不敢轻易尝试。其实，许多的精油对心血管系统有很大的帮助，把它们加在洗澡水中，每天用它做按摩，按摩的方向要朝着心脏的方向按摩，比如，从脚部到大腿方向。按摩务必要轻柔，而且动作要有节奏感。

但是，在按摩之前一定要选好适合高血压患者使用的精油，如佛手柑、薰衣草、柠檬、香茅等。而像牛膝草精油、迷迭香、百里香这些刺激性比较大的精油，高血压人群则要避免使用。

误区四：癌症病人不能使用

癌症病人在使用芳香精油做辅助治疗时，可以使用芳香疗法，最好以吸入和喷雾的方法进行，也可以通过敷按或适当按摩以缓解痛楚及加快手术后伤口的恢复。芳香疗法是温和的辅助疗法，无法用来消灭癌细胞，但可以减缓病患身体不适及增加心灵缓和，促使疾病治疗过程的顺利，提高病患生活品质，进而能积极面对癌症治疗。

对癌症病患来说，癌症的可怕来自于难以治愈及治疗过程中产生的诸多不适。例如，全身无力、疼痛、恶心、呕吐，甚至是疾病过程中所带来的焦虑及情绪低落。如果因为化疗而造成的恶心呕吐，使用柠檬、甜橙、薄荷、姜等精油，用熏香的方式让病患吸入，可以改善病患的恶心、呕吐情形。因疾病或是药物造成的肠胃便秘或腹胀，可用橙花、甜橙、乳香、葡萄柚、佛手柑、柠檬等精油按摩腹部。癌症病患常会出现食欲不振的情形，这个问题可以使用甜橙精油来改善。口腔及伤口的异味能用茶树或薄荷纯露。身体水肿可使用柠檬、鼠尾草、杜松等精油，再配合淋巴结按摩，会有不错的功效。多数癌症患者不能忍受的疼痛，则可用鼠尾草、德国洋甘菊、薰衣草等精油。若癌症病患有焦虑、忧郁等情绪问题，可用橙花、乳香、檀香、葡萄柚等精油，让癌症病患敞开心胸，放松紧张的情绪。

SPA 按摩法，瘦腹塑臀不含糊

SPA 两阶段式塑胸按摩法

1. 由胸骨向胸部下方向两侧延伸，连续按压 2 次，再由胸骨向胸部上方向两侧延伸，顺着胸部周围连续按压 3 次。

2. 以双手由胸骨上方向颈部延伸，连续提拉 3 次，再分别以双手拉抬胸部的方式向颈部连续按摩 3 次，左右各 3 次。

SPA 三阶段式美腹塑腰按摩法

1. 使用双手，以画大圆周方式由右至左施抹乳液至小腹与腰部，连续画圆5次。

2. 由臀部上方朝腰部以画圆的方式推压5次。

3. 由胸部下方开始垂直往下向腹部，以双手重叠波浪式按摩3次，再顺同方向以柔捏手法按摩5次，促进脂肪分解与排水功能。

SPA三阶段式美臀纤腿按摩法

1. 使用双手，以画大圆周方式由大腿内侧推至外侧3次，再由膝上方向上推压至大腿上侧3次。

2. 由腰际向大腿方向下压并朝臀部回推，左右各3次。

3. 以双手贴住肌肤，由臀部向大腿方向，以波浪式按压，揉捏组织，促进排水功能。

自助香薰护肤疗法

独特的香薰疗法对各类皮肤均有帮助，将植物精油运用熏蒸、沐浴、按摩等方法，经由人体的皮肤和呼吸系统吸收，有利于调节人体中枢神经系统、血液循环、内分泌、皮肤养护等八大系统而激发人体自身的治愈、平衡及再生功能。使身心恢复协调，消除忧郁、焦虑、烦闷、愤怒等情绪和疲劳感。

在繁忙的工作和生活间隙花一些时间，进行自助香薰护肤疗法，不仅可以给身体做一个良好的保健，让你在未来的几天里都有一个饱满的状态去工作和学习，也可以让你从紧张的工作中跳脱出来，使身心放松下来，回归自身，去思考一些纯粹的东西。

20 分钟自助香薰护肤大法

首先，选用适合肤质的洁面乳，用水把手打湿，将洁面乳搓揉成细泡沫后，在面上轻轻打圈清洁，然后用清水洗净。

其次，洁面之后，用爽肤水喷湿皮肤，在脸上涂上大约 2 厘米厚的“薰衣草去死皮泥”，然后在面上打圈洗开，带走老化的角质死皮和沉淀的黑色素。1 分钟后，用水洗净，再喷上爽肤水。

再次，将 8 毫升的荷荷巴油，加 6 滴的洋甘菊，调匀后涂于脸和脖颈上，推按 5 ~ 10 分钟，让皮肤持续吸收香薰油，随后洗去。

最后，将香薰面膜均匀涂于脖颈和脸上，有美白肌肤、补湿去印的功效。敷面期间，喷上爽肤水，以便可加强补水效果，15 分钟后洗去。最后再喷上爽肤水，轻轻涂上“纯玫瑰果美眼修护液”和面霜，整个过程就算结束了。

使用者一定要切记在使用面膜敷面时，要选择香薰面膜，不要使用普通的敷面面膜去代替香薰面膜，因为普通面膜可能不利于精油的挥发，因此，造成使用者皮肤过敏等症状。

最适合女性的植物油

脸部

玫瑰果油

是南美洲的一种野生玫瑰果实，其中含有高纯度的防皱物质，经由特殊新科技方法提炼、萃取浓缩而成玫瑰果油，不含有任何化学成分，是一种纯天然植物油。其主要成分由多种不饱和脂肪酸、维生素 C、果酸、软硬脂酸、亚麻油及阳光过滤因子组成。它绝佳的渗透滋润作用能帮助细胞加倍留住水分，

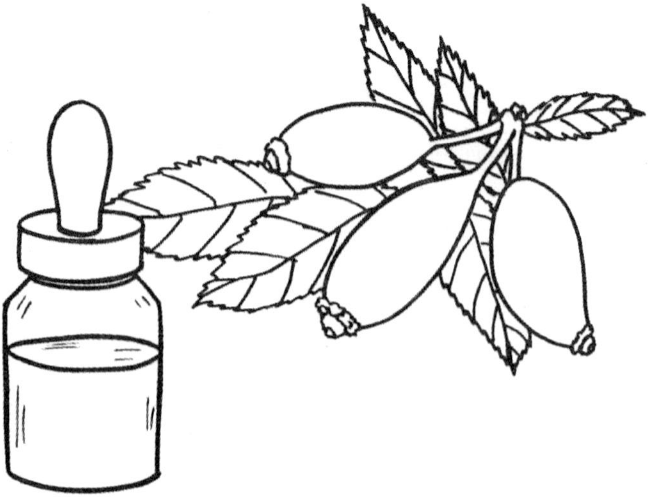

润泽肌肤，消除干纹，软化死皮，加速皮肤再生，促进肌肤内胶原蛋白的新陈代谢。但需要注意的是，它只是一种能改善皮肤，改善痘印的产品而不是祛痘产品。

荷荷巴油

这是从荷荷巴果冷压萃取而得，颜色呈浅黄色的一种植物油。荷荷巴是一种墨西哥原生植物，以美墨交界处的沙漠地所产的品质最优。荷荷巴油富含维生素 D 及蛋白质，是很好的滋润及保湿油，可以维护皮肤水分，预防皱纹以及软化皮肤，适合油性皮肤及发炎的皮肤、湿疹、干癣、面疱。也可以用来改善粗糙的发质，是头发用油的最佳选择，除防止头发晒伤及柔软头发外，还能帮助头发乌黑及预防分叉。

桃核油

桃核油为清爽纯净的淡黄色液体，冷压萃取自水蜜桃的果核。它是质地绝佳但价格又不贵的媒介油，非常适合脸部肌肤的保养，尤其适合比较年轻或偏油性的皮肤。

小麦胚芽油

小麦胚芽油是经由小麦胚芽压榨或浸出工艺制取的一种油脂，呈棕色，小麦胚芽油特有气味。它集中了小麦的营养精华，富含维生素 E、亚油酸、亚麻酸、廿八碳醇及多种生理活性组分。特别是维生素 E 含量为植物油之冠，被公认为是颇具营养保健作用的功能性油脂。具有调节内分泌、减肥、防止色斑、黑斑及色素沉着；促进皮肤保湿功能，使皮肤润泽，延缓衰老；促进新陈代谢和皮肤更新，保养皮肤，养颜美容，祛除皱纹的作用。

唯一要注意的是，它的质地浓稠，气味浓厚，因此不适合单独使用，请与其他清爽的基础油混合使用。调配纯植物精油用于按摩时，请稀释至10%与甜杏仁油合用，再用10毫升的此混合油加入2～3滴纯植物精油调配使用。

杏核油

杏核油为高品质的媒介油，由冷压法从杏的果核中萃取制成，色泽呈浅淡黄色。杏核油是润肤扩张性油，它清爽的触摸感可以清洁、滋润皮肤，它柔和的切肤感可以在皮肤表层形成平滑的薄膜，保护皮肤中水分的流失。同时，杏核油含有丰富的矿物质与维生素A、维生素B_2、维生素B_6和维生素C，属天然的最佳润肤油脂，能够在弱酸或弱碱的体系下极其稳定地存在，并且能和任何类型的乳化剂相复配，适合成熟、干燥脱皮、过敏的肤质以及肤色蜡黄者使用。

酪梨油

酪梨油是以压榨法萃取自干燥的果实，是营养价值相当高的基础油。滋润的油脂特性，非常适合干性肌肤使用。酪梨油，香味浓郁适中，有甜甜的水果香，香气中带有些许油脂感。

但是，建议不要单独使用，可以按10%～50%的比例与荷荷巴油混合使用。特别是极干燥的肌肤，含有比鸡蛋还高的维生素D，适用干燥、脆弱、日晒、肿胀肌肤，增加皮肤弹性、失水与缺乏弹性的肌肤。

身体

甜杏仁油

甜杏仁油属于中性的基础油。为自开花的杏树果实萃取出来的冷压油，色泽淡黄，气味清香。生产于环地中海地区的希腊、意大利、法国、葡萄牙、西班牙以及北非等地，富含多元不饱和脂肪酸、维生素 D、E 与蛋白质等物质。专治皮肤发痒、红肿、干燥与面疱。甜杏仁油中性、舒缓、清爽不腻，质地相当轻柔、润滑，是最不油腻的基础油，与任何植物油皆可互相调和，还具有隔离紫外线的作用，因此也是最广泛使用的基础油。另外，因为它温和的特性，因此具有良好的亲肤性，连娇嫩的婴儿都可以使用。

因为甜杏仁油可以食用，购买时需要注意的是，不能与苦杏仁油混淆，因为苦杏仁油有毒，不可食用。

葡萄籽油

这是由葡萄种子提炼而成的质地清爽的媒介油，呈淡黄色或淡绿色，无味、细致、清爽不油腻，最大产地在中国。葡萄籽油含有丰富的不饱和脂肪酸，主要是油酸和亚油酸，其中亚油酸的含量高达 72% ~76%。可以抵抗自由基，抗老化，帮助维生素 E 和维生素 C 的吸收，对强化循环系统的弹性、降低紫外线伤害以及改善静脉曲张、水肿，预防黑色素沉淀都有有效的理疗作用。葡萄籽油中的原花色素可使肌肤保持弹性和张力，避免皮肤下垂及产生皱纹。此外，还具有良好的渗透力，油质较轻，黏着性低，用于肌肤使人感觉清爽舒服，极适合作为身体的按摩油。是制作高级化妆品和药品的重要原料之一。

圣约翰草油

在法国南部，法国人以制作高品质的圣约翰草油闻名，圣约翰草在中国又称贯叶连翘、贯叶金丝桃。研究发现圣约翰草含有单胺氧化酶（MAO）抑制活性因子，能提高大脑中维持正常心情及情绪稳定的神经递质水平，圣约翰草油已经被用来治疗焦虑、沮丧和胃部问题，以及心神不宁等。

头发及指甲

山茶花油

山茶花油来源于山茶科植物油茶树及茶树的嫩茎、叶、成熟种子，经油脂提炼技术得到的，主要产自我国的长江流域，含有丰富的维生素和矿物质，以及不饱和脂肪酸。其最显著的效果是对指甲的巩固和护理有非常好的效果，是极为优良的手部芳香疗法基础油。此外，山茶花油具有清热除湿、祛风止痒、杀虫解毒、清胃润肠、收敛润肤、消肿止痛、明目亮发等功效，对脱发、头皮屑的护理功能也为人称道。

椰子油

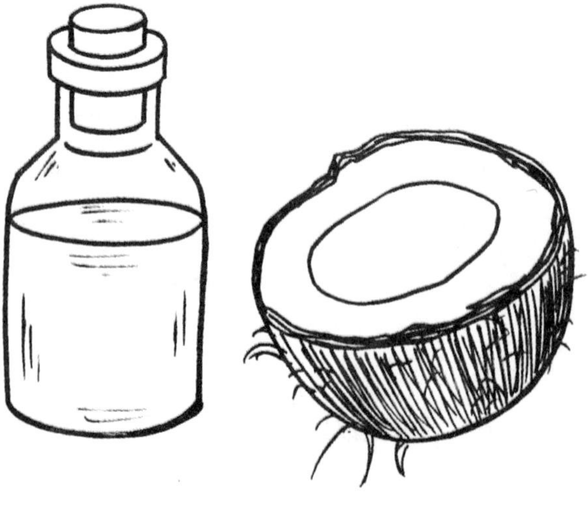

椰子油萃取于椰子的果肉，为白色或淡黄色脂肪。椰子肉含油在 65% ~74%。椰子树生长在热带地区的岛上或大陆沿岸，如印度以及我国海南等地。椰子的果肉，含有大量的维生素 E、矿物质，冷压后植物油呈珍珠白色，略具椰子味。天然的椰子油在低温下为凝固状态，椰子油一旦因气温低而凝固，只要将瓶子放在温热的水杯里，就能快速地融化恢复成油液状态。它是质地最佳的头发护理油，因此，许多护肤品和美发产品都采用椰子油当作底油。此外，椰子油能快速地改善干性皮肤的表皮缺水状态，同时能增进干性皮肤对外界湿润的吸收和维持。

和其他的精油相比，椰子油更容易变质，因此，在储存时，务必要小心留意，使用时也不要一次调的太多。

第八章

家有中草药，养颜拒百病

选对中药，防治各类妇科病

中药对女性身体调理有着悠久的历史，无论是组合药方还是药材单用，都可以有效地调理女性生理健康，改善体质。例如，枸杞子、白芍、珍珠、川芎、芦荟、当归、黄芪等。在日常生活中适当进食中药材，可提高免疫力，延缓衰老，为女性的魅力人生更添光彩。

当归：贫血

当归含有叶酸、维生素 D、维生素 B_{12}、维生素 E 等成分。中医认为其性温，味甘、辛，具有补血调经、活血止痛、润肠通便的作用；适用于血虚体弱、妇女月经不调、痛经、经闭血滞疼痛以及血虚肠燥便秘。

临床治疗贫血时将当归 20 克、红花 10 克分别浸于 50% 的 50 毫升酒精中，48 小时后过滤，混匀，加酒精至 100 毫升。每日 3 次饭后服，每次 3 毫升，经期停服。用于治疗月经不调、痛经、子宫发育不全等病 54 例，服药 60 ~ 600 毫升不等，除 7 例无进步外，其余均有效果。

川芎：气血虚弱

川芎主产于四川（灌县），在云南、贵州、广西等地都有生产，生长于温和的气候环境。古人称：川芎为血中之气药，川芎味辛，性温；气香升散具有活血行气，祛风止痛的功效。主治月经不调，痛经，经闭，难产，胞衣不下，产后恶露腹痛，肿块，心胸胁疼痛，跌打损伤肿痛，头痛眩晕目暗，风寒湿痹，肢体麻木，痈疽疮疡。

治疗血瘀所致月经不调、痛经、经闭、难产、产后恶露腹痛以及肿块等症，可与熟地（或生地）、白芍（赤芍）、当归组成基本方，然后根据病情进行加味。

珍珠：衰老

珍珠粉是女性护肤当中最有用的利器，对于抗衰老有很强的效果，因为珍珠粉中富含的锰、铜、锌等三种微量元素是组成 SOD 的成分，SOD 是一种源于生命体的活性物质，能消除生物体在新陈代谢过程中产生的有害物质。对人体不断地补充 SOD 具有抗衰老和抑制黑色素生成的效果。

珍珠不仅是可用做名贵的首饰和装饰品还是极其重要的中药材，它对皮肤有特殊的滋养保健作用，可以保持颜面细腻白嫩，防止衰老，延缓皱纹的产生。将适当比例的牛奶和珍珠粉搅拌均匀，涂于脸上，或拌进面膜纸，敷在脸上。15 分钟后，卸下面膜纸，用清水洗净。如果中间面膜纸太干，也可以重新涂上一层。牛奶除了美白功效之外更有滋润肌肤的作用，相信这款搭配有牛奶和珍珠的自制面膜会给你带来意想不到的效果。

枸杞子：肾虚

枸杞子，为茄科植物枸杞的成熟果实。枸杞对人体健康有着重要的意义，据临床医学验证，枸杞能治疗慢性肾衰竭，长期服用维生素 E、维生素 C 合剂或枸杞多糖均可在一定程度上起到对抗自由基的作用，使肾组织丙二醛水平下降，预防线粒体老化，使人体的肾功能有所改善。

肾是女人美丽与健康的发源地，如果肾虚了，就会出现一系列衰老的现象。中医很早就有“枸杞养生”的说法，认为常吃枸杞能“坚筋骨、轻身不老、耐寒暑”。所以，它常常被当作滋补调养和抗衰老的良药。枸杞的性味甘平，它能够滋补肝肾、益精明目和养血、增强免疫力。

白芍：月经不调

白芍药在中国已有悠久的栽培历史，其根可入药。我国大部分地区均有栽植。白芍是一种常见中药材，具有养血补血、柔肝敛阴的作用，可以治疗月经不调等症。

《日华子本草》评价白芍：“治风补涝，主女人一切病，并产后诸疾。”《唐本草》说它“益女子血”。中医认为，其性微寒，味苦、酸，功能养血敛阴，柔肝止痛，平抑肝阳，适用于月经不调、崩漏、经行腹痛、自汗、盗汗、肝气不和的肋痛、腹痛、手足痉挛疼痛、肝阳上亢的眩晕、头痛等。

芦荟：便秘

对女性来说，芦荟是最熟悉不过的美容品。芦荟原产于地中海、非洲，易于栽种，为花叶兼备的观赏植物，颇受大众喜爱。有药用价值的芦荟品种主要有洋芦荟、库拉索芦荟、好望角芦荟、元江芦荟等。芦荟中含有芦荟苷和芦荟大黄素，具有通便的功效，食用后可促进大肠液的分泌，增强脂肪酶的活性，从而恢复失调的大肠自律神经功能。但是，芦荟中的大黄素对身体有副作用，不宜多食。成年人每天不得超过 15 克，儿童及老年人不得超过 10 克。孕妇和经期的女性朋友禁止服用芦荟，以免引起腹痛或流产症状。芦荟中含有的多糖和多种维生素还对人体皮肤有良好的营养、滋润、增白作用。翠叶芦荟是最适宜直接美容的芦荟鲜叶，即库拉索芦荟，它具有使皮肤收敛、柔软、保湿、消炎、漂白的性能。不仅能防止小皱纹、眼袋、皮肤松弛，还能保持皮肤湿润、娇嫩。同时，芦荟对头发也同样有效，能使头发保持湿润光滑，预防脱发。

利用中药，治疗乳腺增生

乳腺增生是一种妇科常见的疾病。好发于 25 ~ 39 岁的中年妇女，因为这段时间是女性性机能最旺盛的时期。表现为乳房的不同部位单发或多发地生长一些肿块，质地柔软，边界不清，可活动，常伴有不同程度的疼痛。其发病原因主要是由于内分泌激素失调引起的。中医对治疗乳腺增生病有独特疗效，内治以疏肝解郁、行气化痰、调理冲任为主。临床常用小金片、六味地黄丸、逍遥丸和乳癖丸等治疗。下面主要介绍几则针对乳腺增生的外治方法。

药物乳罩

1. 药用公丁香、郁金、地龙、丝瓜络各 15 克，赤芍 20 克，共研细末，装 6 厘米 ×5 厘米的棉白布袋 2 袋，外侧加一层软塑料膜。将药袋置于乳罩夹层内，无塑料膜一面紧贴乳房并完全覆盖患处。每周换药袋 1 次，4 周为 1 个疗程。

2. 柴胡、青皮、陈皮各 3 克，川芎、赤芍、生白芥子、广郁金、制香附各 5 克，砂仁、冰片各 3 克。上药共研细末，用汗衫布一层，做成 10 厘米 ×10 厘米的口袋，装入上药，铺平后固定在患侧乳罩内。1 周换药 1 次，15 日为 1 个疗程。或用聚乙烯醇 20 克，加蒸馏水 200 毫升，加热至糊状，加入甘油 40 克与 10 克吐温搅匀，再加入以上药末（过 7 号筛）搅拌均匀后涂板。板面平铺一层纱布，55℃干燥，脱膜，剪取直径为 15 厘米圆形药膜，制成双侧或单侧有药膜的乳罩佩戴。

3. 取生川乌、白芷、白芥子、乳香、没药、穿山甲、当归、土鳖虫各 60 克，香附 45 克，冰片 5 克，共研成极细末，装瓶备用。用白棉布做成 5 厘米 ×5 厘米的药袋，将上述药粉 30 克左右均匀地撒于厚度适宜的海绵上，放入药袋中。根据病变部位及肿块多少，将药袋固定于相应部位的乳罩上，戴上乳罩即可，直至病灶消失为止。

敷脐疗法

蒲公英、木香、当归、白芷、薄荷、栀子、紫花地丁、瓜蒌、黄芪、郁金各18克，麝香4克。上药研细末，每次取0.4克，填入脐窝，随即用干棉球轻压，并按摩片刻。然后用4厘米×4厘米的胶布贴牢，3日换药1次，8次为1个疗程。一般治疗3个疗程即有显效。

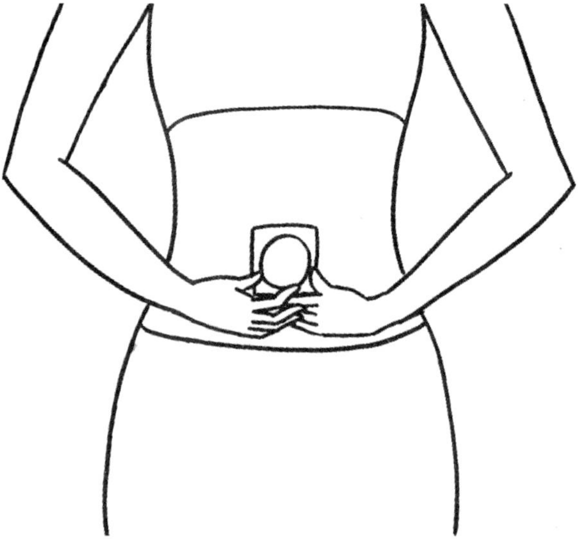

中药热敷

1. 药用柴胡、白术、橘核、浙贝母各10克，白芍、全瓜蒌、夏枯草各15克。先将上药煎汁内服，再将药渣装入布袋放醋中煮沸，趁热熨敷患处。药袋冷即更换，每日1次，每次30分钟，10次为1个疗程。一般用药2个疗程可有明显效果。

2. 瓜蒌、连翘、川芎、红花、泽兰、桑寄生、大黄、芒硝、丝瓜络、鸡血藤各30克，分装两袋交替使用。用时将药袋蒸热，洒酒精或烧酒少许，外敷乳房部位，每日 1 ~ 2 次，每次 30 分钟到 1 小时。药袋可反复使用 10 次左右。

膏药贴治

用乳癖宁膏药外贴患处治乳腺增生病有显著疗效。

制备及用法：王不留行、白花蛇舌草各 20 克，赤芍、土贝母各 21 克，穿山甲、昆布各 30 克，木鳖子、莪术各 18 克，丝瓜络 15 克。将上药加适量麻油内煎熬至枯，去渣滤净，入黄丹适量充分搅匀，熬至滴水成珠。再加入乳香、没药、血竭细末各 10 克，搅匀成膏。倒入冷水中浸泡半月后取出，隔水烊化，摊于布上。用时将膏药烘热，贴于肿块或疼痛部位。7 日换药 1 次，3 次为 1 个疗程，疗程间隔 3 ~ 5 日。

中药外敷

1. 香附饼外敷：香附子 120 克，陈醋、酒各适量。香附子研末，陈醋、酒酌量以拌湿为度，捣烂后制成饼，蒸热，外敷患处。药饼干燥后，可加酒、醋复蒸，每贴药可用 5 日。

2. 化核膏外敷：药用穿山甲、全蝎、山慈姑、五倍子、白芥子、香附、大黄、莪术、乳香、冰片各等份，共研细末，加入山西米醋、冰糖各适量，调成药膏，敷于患处。病程长肿块硬、病程短肿块软者分别于月经第 6、第 14 日开始敷药，每日换药 1 次。

3. 蒙药八味狼毒散外敷：取瑞香狼毒、酸模、多叶棘豆、黄精、天冬、菖蒲各 15 克，姜黄、生草乌各 100 克，共研细末，备用。用蛋清或陈醋将20克药末调成糊状，均匀涂于纱布上，厚0.5厘米，外敷患处。每日1次，9次为1个疗程。

中药离子导入

用柴胡、当归、红花各20克，黄药子5克，昆布15克，丹参30克，煎熬成汤剂。药垫浸泡后，置于乳腺增生部位。再取中药离子导入，每次20分钟，每周3次，12次为1个疗程。

单味中药，养颜排毒效果好

天冬润肺又降火

天冬味甘苦、性大寒，又名天门冬、大当门根。归肺、肾经。养阴生津，润肺清心。用于肺燥干咳、虚劳咳嗽、津伤口渴、心烦失眠、内热消渴、肠燥便秘、白喉。同时还能降火、帮助排泄，主治肺结核、吐脓吐血、痰咳喘促、糖尿病、咽喉炎、扁桃体炎、足下热痛、虚劳骨蒸、阴虚有火之症。天门冬（去心）二两，熟地黄（九蒸，曝）二两。上为细末，炼蜜为丸，如梧桐子大。每服百丸，用熟水人参汤饮下，不拘时候；可降火宁神。

当归煎汤清肠胃

当归味甘、辛，性温，多分布于我国西部地区，为多年生草本植物，是一味常见中药。能润燥滑肠，用于血虚肠燥便秘，进食后能增强肠胃吸收功能，促进新陈代谢，利于身体废物的排出。当归煎汤可用：黄芪 30 克，当归 6 克。水煎，每日 1 剂，空腹时温服。此汤，阴虚潮热或湿温潮热者忌用。

海松子润肺去燥

海松子性温，味甘，入肝、肺、大肠经，分布于我国东北地区。具有润燥、养血、祛风之功效。常用于肺燥干咳，大便虚秘，诸风头眩，骨节风，风痹。并有润泽皮，敷荣毛发的功能。海松子的主要排毒功效是清除肺部的毒素，能滋阴、润肺、止咳，祛风通络，散寒除湿，补血养肝，滋阴潜阳，益气补血。肺脾两虚，干咳少痰，阴虚肠燥，大便秘结可取海松子 250 克，白砂糖 500 克，将白砂糖放入锅内，加适量清水溶化，用文火煎熬，以能挑起糖丝为度，趁热放入海松子，搅拌均匀，立即倒入涂有熟菜油的搪瓷盘内，摊平，用刀划成小块晾凉。每次服 1 块，每日 3 ~4 次。

常食莲子能静心

莲子性味甘涩平，我国南北各省皆有分布，以江西广昌、福建建宁产为最佳。主要作用于心、脾、肾，能养心益肾，抑制心肌收缩力，减慢心率，扩张冠状动脉，松弛血管，降低血压，补脾涩肠，并有抗衰老、延长寿命的作用。带心莲子能清心火，祛除雀斑，主治因温病所致的高热、烦躁不安、神昏谵语等症，但是不可久煎。莲子心是莲子中央的青绿色胚芽，味苦，有清热、固精、安神、强心的功效。用莲子心 2 克，生甘草 3 克。上二味以开水冲泡，代茶饮，每日数次。主治心火内积所致的烦躁不眠。

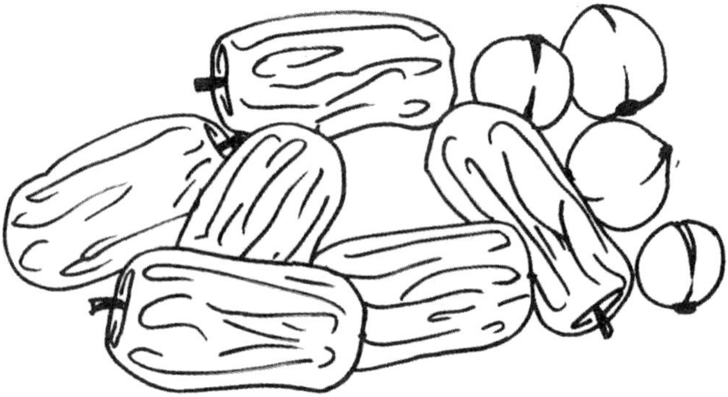

体寒用红枣排毒

红枣，又名大枣。特点是维生素含量非常高，有“天然维生素丸”的美誉，具有滋阴补血之功效。胃肠功能或消化吸收不好的人，就很适合常吃红枣，以改善病情，增益体力，帮助恢复肠胃的正常排毒。红枣含糖量高，可以产生很多热量，体寒的人食用，可以改变体质寒冷的现状。

红枣泡水，便可达到养肝排毒的功效。红枣果皮坚韧不好渗透，如果整颗冲泡，很难将其有效成分完全溶出，因此最好将其掰开再冲泡。需要注意的是，新鲜的红枣不宜冲泡或煎煮。这是因为它的维生素 C 含量非常高，用热水煮泡会严重破坏维生素 C。所以，新鲜的红枣洗干净之后直接吃就可以了。

大黄——中医中的瑰宝

大黄在我国传统医学中应用已久，生于山地林缘半阴湿的地方，分布于四川、甘肃、青海、西藏等地。大黄具有泻热通便功效，用于胃肠实热积滞、大便秘结、腹部胀满、疼痛拒按，甚至高热不退、神昏谵语，如大承气汤；或脾阳不足之冷积便秘，如温脾汤。解毒消痈功效，用于热毒疮疡、暴赤眼痛、口舌生疮、齿龈肿痛，如大黄牡丹皮汤。行瘀通经功效，用于瘀血阻滞之月经闭止、产后瘀阻、症瘕积聚，及跌打损伤、瘀血肿痛。现代临床可用于治疗流行性脑膜炎、大叶性肺炎、急性胆道感染、急性腮腺炎、急性阑尾炎、急性传染性黄疸型肝炎、急性肠炎、细菌性痢疾、消化道出血、咽喉炎、牙龈脓肿、皮炎、湿疹、淋病、带状疱疹等。

在复方中成药里，大黄是出现频率最高的药物之一，主要的中成药有大承气汤、温脾汤、大黄牡丹皮汤、八正散、麻仁丸。据目前不完全统计，含有大黄的国家标准复方中成药有801 种。其临床应用十分广泛，涉及内、外、妇、儿、骨伤各科多种疾病，为多用途的常用中药。俗话说，是药三分毒，大黄也不例外。其主要副作用是，服用过量时可引起恶心、呕吐、头昏、腹胀、腹痛、腹泻等不良反应。一般停药后即可缓解。另外，因大黄含有可引起腹泻的成分蒽醌，长期服用，可导致继发性便秘。

在如何合理、安全、有效地使用大黄方面，祖国医学积累了丰富的经验：如用大黄治疗便秘，在辨证施治原则的指导下，通过不同的配方，可治不同类型的便秘，如与人参、黄芪等同用，可治疗气虚便秘；与当归、白芍等同用，可治疗血虚便秘；与麦冬、天冬等同用，可治疗阴虚便秘；与附子、干姜等同用，可治疗阳虚便秘；与木香、槟榔等同用，可治疗食积、气滞便秘。

增效减毒，是中医用药的精髓，麻仁丸的创制，便是合理地运用了这一中医理论的精髓。麻仁丸出自中医经典名著《伤寒杂病论》，是汉代名医张仲景的名方之一，属润下之剂，具有润肠通便的功效，非常适合痔疮性便秘患者服用。麻仁丸主要由火麻仁、苦杏仁、大黄、枳实、厚朴、白芍、蜂蜜等药物组成，是治疗热结津枯、肠燥便秘的首选药物，使用至今已有 2000 多年的历史，虽然方子中以火麻仁为主药，但是其长盛不衰也从侧面证实了大黄是临床常用中药中的璀璨明珠之一。

禁忌人群

大黄峻烈，攻下破瘀力强，易伤正气，故表证未解、气血虚弱、脾胃虚寒、无实热瘀结者及孕妇胎前、产后均应慎用或忌服。

大黄治病便方二例

方一：大黄牡丹皮汤。

方药：大黄 10 克，冬瓜仁 6 克，牡丹皮 2.5 克，芒硝 7 克，桃仁 2.5 克。

用法：水煎服。

功效主治：常用于治疗急性阑尾炎属湿热内蕴者，亦可用于治疗女性附件炎、盆腔炎、输卵管结扎术后感染属瘀热结聚者。

方二：治经行口渴方。

方药：黄芩 10 克，大黄 3 克。

用法：水煎，代茶饮。

功效主治：妇女月经来潮前后，或值经期出现口咽干燥，口渴难忍，或饮水不解渴，经净后逐渐缓解者，称为“经行口渴”。此方简单易行，适用于由胃热伤经引起口渴的妇女。

阿胶补血，美容养颜很神奇

补血对女人来说是一个重要的课题，也是一个需要花时间去攻克的难题。伴随女人一生的经、孕、产、乳的不同生理过程，均与血结下了不解之缘，失血过多对女人来说是一种无法避免的病痛。但是阿胶的出现无疑是女性补血事业中的福音。

阿胶所具备的生血作用，可用于失血性贫血、缺铁性贫血、再生障碍性贫血者及年老体弱、儿童、妇女的滋补。

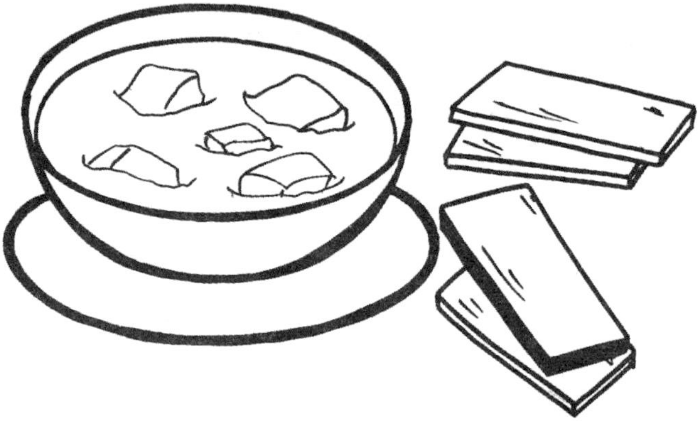

中医学早就有“女人以血为本，以血为用”“妇女以养血为本”的观点。女人在少年时期，就会因月经失调、功能性子宫出血而导致失血过多，致使血红蛋白和红细胞数下降，从而出现头晕心烦、气短乏力、食欲不振的症状。女人十月怀胎时，不但自身需要充足的血液来滋养，胎儿更需要依靠吸吮母体的营养成分来发育，俗语说血浓于水，即是说母体中的水分都可能与血液息息相关。所以，对女人来说就需要花很大的精力去平衡因失血带来的各种不适。而女人生产时若失血过多或引产、流产时导致流血过多，更容易因贫血而引发多种病症。严重贫血者，还会过早出现皱纹、白发、脱牙等症状。产后哺乳期，母亲更需要补血化生乳汁。

科学证明，阿胶能促进红细胞与血红蛋白的生成，有显著的抗贫血、止血作用，并且能改善体内钙的平衡，促进钙的吸收，使血清钙增高。女人贫血会引起体寒、怕冷、血虚、虚劳咳嗽、吐血、便血、月经不调等。坚持服用阿胶膏以及其他的阿胶制品可以达到和血滋阴、除风润燥、化痰清肺、利小便、调大肠的作用。长期服用阿胶膏，女性冬天手脚冰凉的状况也将得到有效改善。女人在不同年龄都可以根据情况适当服用阿胶，不仅可以因血滋养顺利地度过不同的生理阶段，而且对保持容颜、身心健康都有一定的裨益。

月经几乎是女性一生要面对的问题，而月经不适一直困扰着女性，在那几天特殊的日子里，无论是青春活力的少女还是已为人母的女人，都不得不忍受因失血带来的种种不适。如果平时适量服用阿胶，不仅可以补血养血，改善面色，还可以减轻经期的“痛苦”。月经失调是妇科最常见的疾病，其临床治疗重在调经养血。阿胶味甘平，性微温，临床上常用它来治疗月经过多、经期延长。对于阴虚血虚者，可以适量服用阿胶。阿胶能明显提高人体红细胞及血红蛋白的含量，通过补血而滋润皮肤。长期服用可使脸色红润，肌肤细嫩，有光泽。是滋养皮肤，美容养颜之佳品。

古人云，阴不足者，补之以味，阿胶味甘，以补阴血。专家认为：阿胶滋阴养血、补益肝肾，恰好可以作为这一时期妇女补养的很好选择。而阿胶所具有的促进钙吸收的功能，又能有效改善更年期女性面临的骨质疏松的问题。

白领更需阿胶补血

身在职场上的女白领们作为现代职业女性的代表，不仅要应对激烈的竞争环境和不断加快的生活、工作节奏还要协调好日渐复杂的人际关系以及来自家庭关于婚姻的压力，在这样的双重压力下，势必会给她们的身体和精神方面造成各种不良影响。尤其是那些对脑力和精神状况要求更高的白领，她们终日处于高度紧张的工作状态中，必然伤神耗气耗血，以致血虚，久而久之就会导致肝血不足，肝郁气滞、心肾不交，从而出现疲乏无力、食欲不振、失眠健忘、性欲下降、情绪抑郁、便秘等不适症状。

众所周知，许多妇女在月经周期中存在情绪波动问题，尤其是在月经前和月经期，情绪十分低落，抑郁或脾气急躁。为了避免烦躁、易怒等经期综合征，可以在经前和经后适量服用阿胶以养血柔肝，平时也可适量服用阿胶颗粒剂。因阿胶性平，一年四季均可适量服用，尤以冬季最佳。

阿胶虽好，搭配服用药效更好

阿胶具有几千年的历史，文化底蕴极其丰厚。上市以来，一直畅销不衰，但是在阿胶的使用上，最好还是能够搭配其他的中药一起服用，这样才能起到“药半功倍”的效果。

首先，因为阿胶性味滋腻，直接食用后，容易引起消化不良的症状。脾胃又是人体主要的吸收器官，倘若脾胃受阻，再好的药物人体也无法吸收，吃多了反而会淤积在人体内形成不良的影响。因此，在首次服用阿胶时，最好配以调理脾胃的药，这样才能促进阿胶的消化吸收，效果当然加倍，尤其是脾胃功能不足者。常用的搭配是将白术 15 克、炙甘草 5 克、橘皮 10 克，煎好后倒入 250 克阿胶中。

其次，中医认为，气和血密切相关，不少血虚的女性，同时还存在气虚的病症，主要表现为气色不佳、气短、不爱说话、疲倦乏力、容易出汗等。因此，补血的同时补气，才能加强疗效，巩固“战果”。这种情况下阿胶可与黄芪、党参等补气药同用。将阿胶、黄芪各20克，和红糖、糯米一起熬粥，也是一道不错的“气血双补粥”。

值得注意的是，有些女性一味地寄希望于阿胶等补药是不可取的，平日还要注意摄入富含蛋白质、铁、锌和维生素的食物，否则不可能拥有气血充足的好脸色。在患有感冒、咳嗽、腹泻等病或月经来潮时，应停服阿胶，待病愈或经停后再继续服用。另外，服用阿胶期间还需忌口，如萝卜、浓茶等，孕妇、高血压、糖尿病病人要在医师指导下服用。

用中药调治卵巢早衰

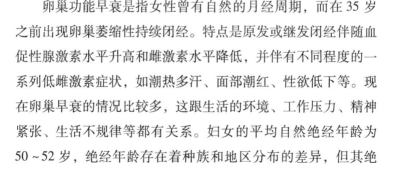

卵巢功能早衰是指女性曾有自然的月经周期，而在35岁之前出现卵巢萎缩性持续闭经。特点是原发或继发闭经伴随血促性腺激素水平升高和雌激素水平降低，并伴有不同程度的一系列低雌激素症状，如潮热多汗、面部潮红、性欲低下等。现在卵巢早衰的情况比较多，这跟生活的环境、工作压力、精神紧张、生活不规律等都有关系。妇女的平均自然绝经年龄为50~52岁，绝经年龄存在着种族和地区分布的差异，但其绝对值相差不大。同时，临床上表现第二性征退缩，出现颜面烘热、心烦、易怒等更年期症状；平时易感冒，血卵泡刺激素水平升高，达40单位以上，相当于绝经后妇女水平；而血雌二醇水平显著降低。

女性的月经周期是靠性腺轴来维持的，只有性腺轴的功能正常，卵巢才会发挥它正常的功能，月经才会正常。卵巢主要功能是分泌女性激素的，出现卵巢早衰后，致使它的分泌功能受到抑制，就会出现激素分泌异常，最直观的表现是——月经淋漓不尽、月经推迟或闭经。中医对高促性腺激素闭经（HGA）早有论述，在治疗上先辨病后辨证，根据中医“肾主生殖”的理论，辨证治疗重在调补肾阴肾阳、益养冲任胞宫。

治法：滋肾或滋阴降火，滋养精血、活血调冲任为主。

方药：以二仙汤合知柏地黄汤、四物汤加减：知母12克，黄柏6~9克，生地12克，熟地12克，仙灵脾9~12克，仙茅9克，巴戟天12克，女贞子12克，山萸肉12克，炙龟板12克（先煎），肉苁蓉15克，菟丝子15克，炒当归12克，白芍12克，虎杖根12克，怀牛膝12克。

单服中药7~10天后，患者烘热等症状明显减少。与激素替代疗法（HRT）合用能起到协同治疗的作用，对35岁以上初发的HGA者，有部分病人服中药1个月左右月经恢复正常。肾阳虚症主症：早发绝经，或超龄没有月经初潮，精神不振，形寒肢冷，头晕耳鸣，腰脊冷痛，性欲淡漠，尿频或夜尿，或五更泄泻，或面浮肢肿，白带无或极少，子宫或卵巢缩小，可未见卵泡，第二性征萎缩，E2水平低下，FSH升高。面色晦暗，舌质淡红，苔薄白，脉沉细或沉迟而弱，尺脉尤甚。

治法：温肾助阳，调养冲任。

方药：右归益冲汤。炙黄芪15克，党参15克，仙灵脾15克，菟丝子15克，覆盆子15克，炒山药15克，仙茅12克，巴戟天12克，炒当归12克，枸杞子12克，山萸肉12克，鹿角片12克（先煎），砂仁2克，拌熟地12克，淡附片10克，蛇床子10克，茺蔚子10克，紫河车10克，紫石英30克（先煎）。

加减：五更泄泻者去当归，加四神丸12克（吞），以温涩止泻；水肿者，加车前子15克，泽泻15克，以利尿退肿；合并脾阳虚而纳少腹胀、四肢倦怠者，加炒白术12克，干姜6克，茯苓12克，炙甘草6克，以温补脾肾调冲任。阴阳俱虚症主症：此型为肾阳虚、肾阴虚症错杂并见，时而畏寒肢冷、水肿便溏，时而烘热汗出、头晕耳鸣，舌淡或红，苔薄，脉细弱或细弦。

治法：滋肾温肾，调养冲任。

方药：二仙益冲汤。仙茅12克，仙灵脾12克，巴戟天12克，当归12克，菟丝子12克，枸杞子12克，制首乌15克，女贞子12克，旱莲草12克，龟板胶10克（烊冲），鹿角胶10克（烊冲），黄柏10克，知母10克，茺蔚子10克。

加减：根据阴阳的偏盛偏衰，随症加减化裁。但不宜选用大辛大热的桂附，以免伤阴耗液，因此类患者临症以阴阳两虚且阴虚火旺者居多。肾虚肝郁症主症：经水早断，腰膝酸软，头晕耳鸣，闷闷不乐，胸闷叹息，多愁易怒，失眠多梦，肋腹胀痛，性功能减退，或子宫、卵巢偏小，带下甚少，E2 水平偏低，FSH 升高，舌暗红，苔薄白或薄黄，脉细弦或沉弦。

治法：滋肾养血，疏肝调冲。

方药：益肾解郁汤加味。熟地 12 克，怀山药 15 克，柴胡 6 克，当归 9 克，白芍 9 克，鹿角片 12 克（先煎），仙灵脾 12 克，菟丝子 15 克，川断 12 克，制香附 9 克，八月扎 12 克，玫瑰花 5 克，枸杞子 12 克，制首乌 15 克，茺蔚子 10 克。

加减：若胸胁乳房胀痛明显，加郁金 10 克，橘叶 10 克，以增加疏肝理气止痛之功；若性欲冷淡，加蛇床子 10 克，阳起石 30 克（先煎），以温肾壮阳；若寐劣心烦，加炒枣仁 18 克，柏子仁 12 克，丹参 25 克，以养血宁心安神。

第九章

特殊人群，用心呵护

孕前保养方——泡脚、按揉双足的反射区

前面已经讲过，寒湿是女性健康的大敌，所以，如果没把体内的寒湿排掉就怀孕，夸张点说等于是让孩子住进了“冷宫”，将来生出来的孩子一定会体寒多病。

没有一个当妈妈的女人不希望自己未来的孩子健康、聪明，那么只有在怀孕之前先把自己的身体调养好了，才能给胎儿一个比较好的生长环境。就像种庄稼，必须先疏松了土壤，施肥，让种子有一个好的温床，这样种子才会蓬勃地生长，想象一下，一片沼泽地或盐碱地能够种庄稼吗？孕育孩子也是这个道理。

如何给孩子创造一个好的先天生长环境呢？除了要把身体调养好以外，在这里，给未来的妈妈们推荐一套运用反射疗法的孕前保养方案。

提前半年泡脚、重点按揉有痛感、沙粒状的反射区

如果你打算要孩子，提前半年就要开始做准备。其中要做的一项很重要的保健就是泡脚。可能有人会说，我洗了几十年的脚，没啥特别的。你可别说，泡脚还真是一门学问。

对一般的备孕妈妈来说，平常就用干桑叶煮水就不错，可泡 15 ~20 分钟。桑叶对五脏六腑都有保健作用。

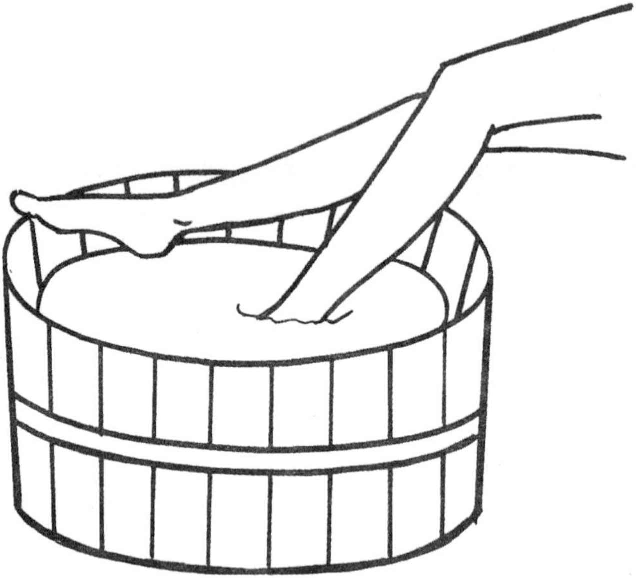

如果脚上的某个反射区疙疙瘩瘩，有沙粒状，或者有痛感（一般体寒和有多次流产史或者痛经史的人有此症状），那么在下次泡脚的时候除了放干桑叶还要再加点红花，一般一盆水里放二三十克红花。可以用布包起来，第一次泡完以后，将药包捞起来，第二天还可以接着用。

建议买一个铝水壶，你泡完了脚后就把药包放在里面，第二天煮了后再用。

如果你是寒性体质，怕冷，一到秋冬季节就手脚冰凉，泡脚的时候可以放一点姜，秋燥或风热感冒的时候就别放了，以免上火。如果觉得太麻烦，每天用温热的清水泡脚也行，泡到身体微微有点出汗就可以。

泡完脚后按摩脚上的反射区

泡完脚后按摩脚上的反射区，先从左脚开始，整个脚全做。一般一个反射区做三五下就行，卵巢、输卵管、子宫、甲状腺反射区要多做。

在做的过程中，重点要做摸上去疙疙瘩瘩，有沙粒状，或者有疼感的地方，尽量每天坚持，当把疼处按摩到不疼的时候，你的身体就可以称得上是未来孩子安全的暖宫了。

温灸

对于一个曾经有过流产史的人来说，子宫多多少少都受到过伤害，为了保证宝宝有一个很强壮的生长环境，除了要用前面介绍的泡脚、按揉反射区的方法外，平常还要多做温灸。要多温灸腹部的关元穴、气海穴，每天 15 分钟可达到暖宫的目的。我们可以买一个长方形的四眼艾灸盒，把第二个眼搁在肚脐那里，下边两个眼就对应气海、关元了。

对于孕前的保养，建议大家不妨试一下上述孕前保健小方法，花不了多少时间，也用不了多少钱，但对身体的排寒除湿效果却很好。

养好乳腺，防止乳房出问题

随着生活压力越来越大，现代女性乳房健康问题越来越突出。有数据显示，25 岁以上的中、青年女性中，各类乳房问题发生率高达 70%。除了压力和情绪波动的因素外，和她们盲目追求美容产品也有关系。有些女性每天都会擦大量化妆品，经常去美容院做精油推背之类的项目，有些不良商家的化妆品、精油里掺有化学物质，含有激素。这些东西渗入皮肤后，很容易影响“两乳一宫”的健康，出现乳腺问题。

女性的乳房与美丽、生命息息相关，也是宝宝的饭碗，而乳房又是咱们女性身体非常脆弱的部位之一。因此，一定要注意对乳房的保健，及早预防乳腺疾病。

现在许多得乳腺疾病的人没有及早发现病情和有效治疗，从而发展到乳腺癌，这真是太不幸了。防治乳腺疾病一定要“及早预防、及早发现、及早治疗”。

下面教给大家一些防治乳腺疾病的家庭保健方法。

运用全息反射疗法，调理乳腺增生

每天晚上泡完脚后，我们可以用手掌外侧或拇指指腹轻轻地刮按脚上的乳房反射区 18 ~ 36 下。需要注意的是，因为脚上的乳房反射区太软，皮很薄，所以按摩该反射区时用力不要过大。

乳房反射区位于双脚脚背第二、三、四跖骨上。

按摩乳房反射区不仅能预防乳腺增生，还能缓解来月经前乳房胀痛的问题。

脚上的乳房反射区有疙瘩时，敷上云南白药

在按摩脚上的乳房反射区时，如果感到疼痛，或是有疙瘩，敷上云南白药更好。具体方法是：用醋（也可用香油、蜂蜜）将云南白药调成糨糊或呈粥状，用纱布敷在乳房反射区上。敷 12 小时，晾 12 小时。建议最好是早起敷上，晚上睡觉时摘掉，这样不耽误事儿。

需要注意的是，醋的腐蚀性比较大，但如果不用醋，又达不到那种透析力。所以，一般的用法规律是：一次醋，五次香油或者蜂蜜。

敷仙人掌有奇效

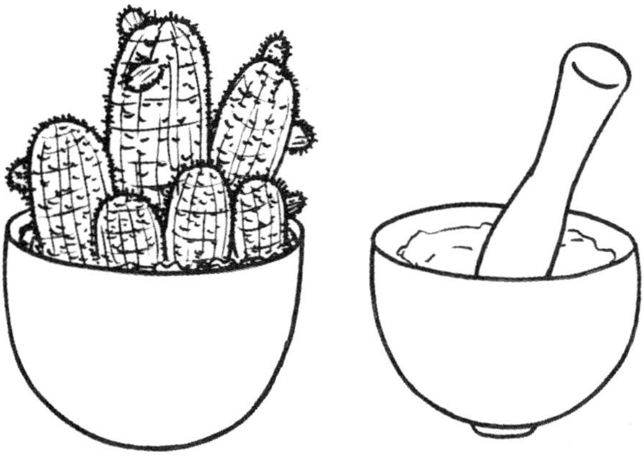

如果有乳腺炎的话，就用镊子和清洁球将仙人掌去刺、去皮，然后捣成泥，敷在乳房上，最后用纱布包好，敷上一天，症状就能缓解。仙人掌泥当中加入云南白药，双管齐下，效果会更明显。

泡脚方

有乳腺增生的朋友可以到药店去买老鹳草、核桃仁、八角、茴香、山慈姑各 30 克，回来加适量的水，沸煮 10 分钟，温热泡脚，一天泡两次，两天换一次药。

如果是乳腺炎我们就用蒲公英、野菊花各 30 克，金银花、连翘、丝瓜络、川牛膝各 15 克。同样是去药店买完药，回家加适量的水，沸煮 10 分钟，温热泡脚。这个方子需要一天泡两次，每天换药，也可以用毛巾蘸上药水擦拭乳房。

保护好自己的乳房，也是为将来的宝宝看好他的饭碗。

熏洗法，有效调理产后缺乳

产后缺乳是很多新妈妈非常关注的问题，因为有些妈妈很愿意用母乳喂养，但是由于自身或者外界条件的影响，导致奶水不是很足。如果出现了产后缺乳的情况，你可以用下面几种方法来调理：

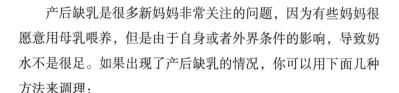

熏蒸法增多乳汁

将50克川椒、250克白酒放入壶中，文火煮沸，将壶嘴对准乳头和周围肿块部位，用壶中蒸汽熏蒸。

淘米水外洗方

将淘米水煮沸待温，将乳头放在温热的淘米水中浸泡片刻，再用手慢慢擦洗，若发现乳头中有白丝，将其拉出，并挤出淡黄色液体少许，一般情况下，洗后乳汁即可通畅。

生小麦煮水喝

用这个方法催奶也非常有效。

你不用再为妊娠斑担忧了

怀孕期间，有的女性会长妊娠斑，这属于正常的生理变化。生完孩子以后，这些妊娠斑就慢慢淡掉了，不必担心，也不用治疗。但是，有的人妊娠斑很长时间都不能完全消退，还会有淡淡的茶色痕迹，那怎么办呢？

其实，妊娠斑消退不全跟肝脾不疏有关，所以这些妈妈要多按摩肝、脾这两个反射区以及双腿的血海穴。

做法：一只手握住脚掌，另一只手握住砭石，从后向前推按肝反射区，稍稍用点力，促使肝脏将身体中的毒素排出来。肝反射区位于右脚第四、五跖骨之间。

做法：一只手握住脚掌，另一只手握住砭石棒，点按脾反射区。脾反射区位于第四、五跖骨之间中部。

坐着的时候，将腿绷直，膝盖内侧会出现一个凹陷的地方，上方有一块隆起的肌肉，肌肉的顶端就是血海穴。

做法：血海穴是活血化瘀与生血的重要穴位，用指腹按揉血海穴，可以有效地将脸上的妊娠斑祛除。方法是每天都坚持按揉 2～3 次，每次按揉 3～5 分钟，以被按摩的部位感到酸胀为度。

外敷方：三白祛斑方

将等量的白芨、白芍、白芷研成粉末，用蜂蜜调成糊状，当面膜贴，20 分钟以后洗掉，也能很好地淡化妊娠斑。

急性乳腺炎，如何应对最明智

很多年轻的妈妈贪睡，刚生完孩子，奶水又比较充足，乳房很容易被挤压到，这个时候乳腺就很容易发炎。

一个朋友的女儿生完孩子后得了急性乳腺炎，不但疼，还高烧不止。在医院里打点滴，三五天也退不下来。找到医生以后，医生就按压她脚上的乳房反射区，奶水一会儿就出来了。

然后医生又让她家人去买了几片仙人掌，把仙人掌去刺，去皮，剁碎后敷在乳房上。十几分钟后，烧就慢慢退了，疼痛也开始逐渐减弱。过了一会儿，仙人掌敷热了，又给她换了一次。

做法：用拇指的指腹沿着脚趾到脚跟的方向刮按乳房反射区，可以有效地减轻乳腺炎症状。

乳房反射区位于双脚脚背第二、第三、第四跖骨上。

如果以后有朋友得了急性乳腺炎，可以配合医院用这些方法调理。做脚上反射区的方法简单易行。仙人掌这种材料也比较好找，去花鸟鱼虫市场，卖花的人都知道。如果找不到，芦荟也可以，都能起到清凉消炎的效果。

请记住，敷的时候可以加一些云南白药进去，敷一次就能搞定，效果特别明显。

还有一个方法也能使乳房疼痛消失，肿块消散，发热消退。将云南白药里的保险子研成细粉，与云南白药混合均匀，再加凡士林调成糊状，外敷乳房患处即可。

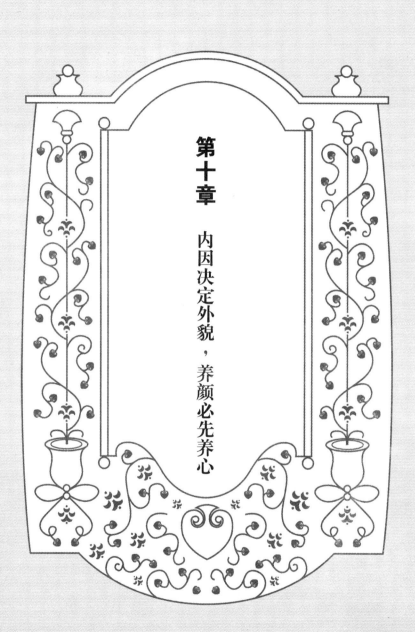

第十章

内因决定外貌，养颜必先养心

心情不美丽，容貌也要打折

《红楼梦》中的林黛玉是个每天都忧忧郁郁的人，连花落了都要悲悲凄凄地去葬花。林黛玉的美被称为病态美。

古代医学家研究后发现，在人体的五脏中，表达忧伤情绪的是肺部。而肺主皮毛，因此忧伤的情绪会导致皮肤病，如荨麻疹、斑秃、牛皮癣等。所以，如果林黛玉不是生长在大户人家、调理有方的话，恐怕还真是不好解决。

多愁善感的人，常会因一些问题而导致情绪的脆弱。这样的人凡事悲观情绪都比较重，时间久了，就难免忧郁成病。所以最好要时常开导自己，冷静地对待事情，努力地摆脱忧伤。

其实，失败和成功一样，都是对人的一种刺激，只不过是方向不同罢了。人跌倒了可以再爬起来，精神垮掉了就很难再站起来。期望越大，则失望越大，忧伤也就越大。所以，平时不要给自己定过于难以超越的目标，让目标一次一小步，不要一次一大步，这样有助于调整人的心理期望值，使之和心理承受能力相符，没有大的失望，就不会伤到人的精神世界，也就不会因一些失败而带来忧伤成疾的后果。当心情郁闷之时，我们要学会情绪发泄。

当我们感受到足以使我们忧伤的刺激时，伤心是难免的，也是难以遏制的。那么，想哭就哭出来吧，一个人躲起来，大声地痛哭一场；或者找一个足以信赖的人，向他倾诉你所有的苦衷，然后，向他借一条毛巾或者一个肩膀；也可以拿出久已不用的笔，洋洋洒洒写上几十页的伤心；更或者，你一个人对着镜子，尽情地说出你的苦衷。哭过之后，静静地坐上一会儿，静下心来捋捋思绪。究竟是什么让你如此伤心？你的伤心是否于事有补？接下来的事情是否还需要你去面对？如果面对，你愿意让别人看到一个被击垮的自己还是一个精神抖擞的自己？从这个出发点，强令自己站起来，强令自己整整齐齐地去面对现实。即使在最难的时候，也要强迫自己坚强起来。

喜怒哀乐里的美丽秘密

喜、怒、哀、乐是人的四种基本情绪，而情绪的变化会影响人的体重。

心宽体胖。一般情况下，人们都会将它理解为“心情好了，身体就会强壮”。这种理解是有一定道理的。积极乐观的人，往往无忧无虑，每天都食欲大振，吃得饱，睡得香，身体想不壮都不行。

一些动辄怒火冲天的人，或者如林黛玉般每日里凄凄切切的人，往往心胸狭小，情绪抑郁，吃不下、睡不着，食物摄入少，消化吸收自然也少，身体便随之消瘦，甚至弱不禁风。

研究人员发现一种现象，经常处于紧张状态的女性腹部脂肪会堆积很厚，这样看来，心胸狭窄的人看上去便很容易变胖，这是谁也不愿意面对的现实。由此可见，情绪还真能左右

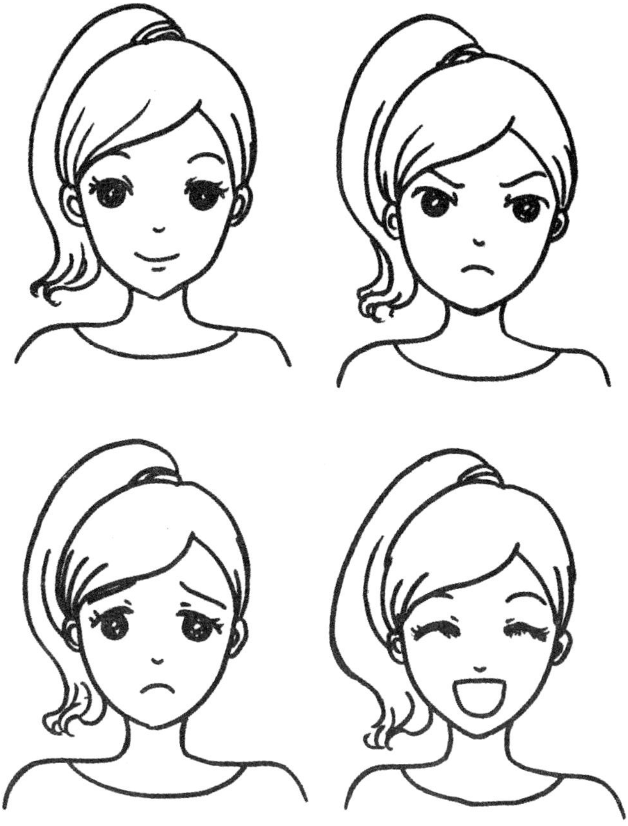

人的体重。

可是偏偏有一部分人与众不同。

有的女性本身身体偏胖，而自己又属于大大咧咧的性格，在心情好的时候，痛下决心减肥，这个时候比较容易控制食欲。可是，当心情不好的时候，却容易成为食欲的俘虏，掉入情绪化进食的怪圈，好像只有用食物才可以安慰自己的心情，才可以缓解精神上的压力。可是进食之后，却又总为自己的无原则进食而懊恼。糟糕的是，这种不断重复的不可控制与懊恼经常发生，造成恶性循环，整个人变得越来越沮丧，身体也快速地变得越来越胖。

实际上，无论是哪一种因情绪而造成体重变化的人，都应该刻意注意一下这个问题，因情绪带来的短期内的体重起落对人来说不是什么太好的事情。

千万不要吃了就睡，睡醒就吃

对心宽的人来说，平时要注意规划自己的饮食，千万不要由着自己的性子想吃什么吃什么，千万不要吃了就睡或者睡醒就吃，一定要合理地安排饮食，配合适宜的运动，保持自己的身材。

对心眼小的人来说，平时要注意放宽自己的心胸，因为心胸狭窄的人往往禁不起挫折和失败，更容易引起身心疾病。现代社会竞争激烈，不如意的事十之八九，每个人的工作、生活中都会遇到许多不满和烦恼，如果心胸不够宽广，便会容易钻牛角尖，越想越生气，越想越难受，大多数人肯定会吃不下、睡不着，身体自然就衰弱下来。

对于难以控制自己情绪化进食的人，最好是先了解使自己的情绪产生巨大波动的原因，然后，建议你静下心来，做一回小资女人。或者，你可以闭上眼睛听一会儿大气的音乐；或者，你可以坐在窗前的桌边，端一杯红茶或者咖啡，与落日浅酌；再或者，你愿意出去走走，到户外去静静地坐一会儿……

总之，无论你做什么，都要强迫自己不要去吃东西，待冲动过去，自己可以心平气和的时候，再正常进餐。

你可以自己制造一些生活的乐趣

女人平时一定要多关注自己的情绪，如果你经常地因某一事而感到心烦，那么就有必要高度注意到这件事情，并且仔细地分析这件事始终困扰你的原因，剖析清楚以后便可以坦然地对待了。

如果你莫名其妙的感觉生活失去了乐趣，到处都是唉声叹气，那么你必须得调整自己了。你可以自己制造一些生活的乐趣，让自己关注的事情和自己的“闲心”尽力地多起来，用不了多久，你就会发现在这些最平和最普通的事物中，却有着丰富多彩的人生。

喜、怒、哀、乐是人的基本情绪，而吃又是人类的本能，当这两种本能遇到一起，有一种东西就肯定要发生变化，那就是我们的体重。不论体重的变化是正向的还是反向的，总之在短时间内发生体重变化就是不正常的，是身体所无法承受的。

性情中的女人，要学会以平静的心态对待事物，当一些烦恼迎面而来的时候，静下心来，把自己置身于沉静之中，等激动的情绪过去以后，再正常地进餐，有食欲也不要由着性子多吃，没有食欲也不能由着性子不吃，要记住，没有什么事情，比自己的健康更重要。

女人，还是要善待自己，情绪的变化会带给人很多的困扰。但是，没有女人不在意自己的身材，谁也不想让自己的身材肥胖或者骨瘦如柴，即使是有些女人知道身材已无法改变，但是也绝对不愿意再付出自己的健康。胖美人、瘦美人都有美丽的所在，唯有病病恹恹的美，是这个时代不能再接受的。所以，还是那句话，女人，要善待自己。

坏情绪招来皱纹多多

人要学一点中庸精神。中庸的精华在于不偏不倚，凡事不可欠缺，但也不可太过。人的追求不能没有，但是也不能过于无休无止。人的性格不能不鲜明，但是也不能过于生硬武断。重要的在于掌握中间的一点，过一分显多，缺一分显少，保持不急不躁的境界才最好。即使再天生丽质，也经不起情绪的折磨。

如果你年纪轻轻地就滋生了许多皱纹，皮肤缺乏弹性、颜色晦暗，这个时候，你往往会寄希望于化妆品，各种抗皱霜被你左一层右一层地抹在脸上。可是，皱纹仍在继续，你买来的抗皱霜丝毫没有起到作用。这时，你会怀疑自己买的化妆品出现了问题。其实，你大可不必去埋怨化妆品，因为产生皱纹的原因更多地在于内部，单纯地在皮肤外部下功夫，肯定是无法收到满意效果的。

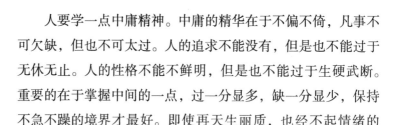

造成皱纹的原因有很多，其中相当大的一部分原因是由于情绪变化造成的。人的面部有大量的表情肌，它们参与人的表情活动，而表情活动主要受情绪的影响而发生变化。当人受紧张、忧郁、焦虑等情绪影响时，表情肌会做出相应的表示，时间久了，细胞活力和新陈代谢的速度减慢，局部的皮肤弹性就会减弱，皱纹也就产生出来了。比如，经常抬眉使额头上出现的横纹、经常锁眉使双眉间出现的皱纹、经常眯眼使眼角出现的鱼尾纹等，这些过早出现的皱纹都是这样产生的。

所以说，如果你经常处于这样一些不良的情绪之下，即使再天生丽质的人也不可能避免皮肤过早衰老。人的各部分功能都与情绪有关，低沉的情绪会导致人发生各种疾病，皮肤问题只是其中的一种。

想要改变这种因情绪而带来的皱纹横生，不能仅仅依靠化妆品来解决。正所谓解铃还须系铃人，心病还须心药医。所以，由情绪而来的皱纹，还是应该从情绪入手进行改善。

首先，要培养积极乐观的处世态度。遇到事情不要火冒三丈，想不开的时候就换个方向去想问题，心胸坦荡，才会有一个宽阔的胸怀。

比如说，当你发现你的一个最好的朋友竟然对你说谎，你大可不必立刻对自己以往付出的友情表示伤心，认为朋友背叛了自己，慨叹人心隔肚皮，知人知面不知心。如果你真这么想，那么生气与悲伤的情绪便会随之而来。这个时候，你其实可以把思想抽出来，站在事情的反面去看一看。你的这个朋友这么久以来都和你坦诚相待，一直和你互相关心互相帮助，这一次她没有和你说实话，是不是有什么原因在里面呢？是不是一个善意的谎言呢？或者是不是根本就是自己误会了，朋友并没有欺骗自己呢？再接下去，你就会想，好朋友应该相互信任，这样怀疑朋友是不应该的。就算退一万步讲，朋友真的是欺骗了自己，她肯定也有不得已的原因，好朋友不必太过追究过往，算了吧。

当你从牛角尖里一抽身来到最宽阔处时，你就会庆幸自己没有向最窄处钻。

其次，你最好不要过多地封闭自己，使自己与外界几乎隔绝。平时，要经常约三五知己在一起聊聊天、唠唠家常、互相调侃，这样有助于放松自己的精神，开阔自己的心胸，使心中的烦恼在不知不觉中淡化。

如果你每天憋在屋子里，或者习惯于把任何心事都放在心里，那么时间久了，这些情绪垃圾在体内积累过多，势必会影响你的身心健康。所以，当你有了一些不好的情绪的时候，要及时地把它释放出去。找朋友聊天、逛逛街，甚至于散散步都是不错的方法。适时地解压，随时把这些小情绪带给自己的不良影响解决掉，对于身体的危害就会化影为无形，而整个人也会觉得心境开阔了许多。凡事经常向好的方面想，凡事都用良好的心态宽解心胸，有的人会觉得这样太过“没心没肺”，但是偏偏就是这种“没心没肺”，让那些坏情绪远离了自己，使自己笑口常开。

情绪不好，痘痘也来找麻烦

情绪不好，麻烦事还真不少，除了生皱纹，还会生痤疮。任凭谁也没有办法轻松地对待满脸的痤疮与粉刺，一味地用“青春美丽疙瘩痘”来安慰自己，这心里总也不是那么回事。

以前总以为，生痤疮是因为皮肤太油，或者是因为吃了过腻的东西，或者是由于皮肤受到了刺激，现在才知道，原来生痤疮和心情不好也有关系。

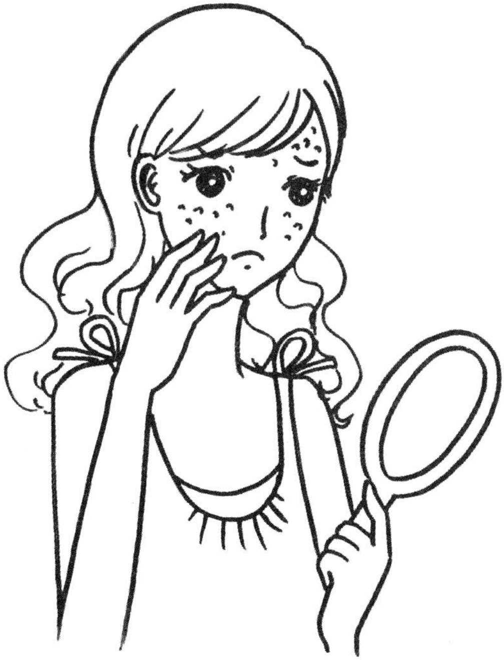

为什么会这样呢？这是因为当人的情绪出现负面波动时，促使皮脂腺活动加速，致使皮肤出油现象较平日严重，而因为心情的原因所导致的睡眠不佳也会使皮肤错过吐故纳新的机会，随着这一系列的因坏情绪而来的困扰，还会面临内分泌系统失调……如此一系列的影响，皮肤就可能挺不住了，于是各种问题接踵而至，粉刺与痤疮的出现也就不稀奇了。

从中医的角度上来讲，肺主皮毛，坏情绪伤肺，这个时候出现的皮肤痤疮是肺热所致。在一般情况下，比较敏感的人，轻易不表达自己思想的人，往往想法多却不喜欢与人分享，放在心里进行自我折磨，这势必会导致肺损伤，出现虚热的症状。

治疗痤疮要懂得一些小办法

这种因情绪而产生的痤疮，治疗起来主要依靠中医的滋阴去火，配合饮食和运动来调节。在饮食方面要注意清淡，运动方面要注意进行对抗性的小球类游戏。

另外，调节自己的情绪很重要。下面介绍几个调整情绪的小方法：

心情不好的时候，先来一个深呼吸，然后躺在床上，四肢伸展，全身放松。闭上眼睛，拉开嘴角，保持微笑的姿势。人的情绪受心情的影响，只有高兴的时候才会笑，那么这个方法就是反其道而行之，让笑来带动情绪的快乐。方法就是这么简单，只需要牵动嘴角，闭上眼，保持轻轻的微笑，你就会发现，脑海中会出现一些轻松的画面，你的烦恼随之也就淡化了。

心情不好的时候，可以做事，找一件比较机械的事情去做，比如，做家务，用最快的速度去做，让忙碌把坏情绪逼走，不要给自己去想那些烦恼事情的时间。当你筋疲力尽的时候，随意地躺在床上，沉沉地睡一觉，醒来的时候，你会发现，心情没有那么糟糕。其实，这是因为你用行动发泄了自己的坏情绪，现在，一切都过去了。

试着和自己说说话

心情不好的时候，可以试着和自己说说话，但是和自己说话的时候也要注意表达方法。比如，你问自己“怎么样才可以高兴些呢”远远要比你问自己“今天怎么这么倒霉”好得多。

你可以问自己“我怎么做才能避免这样呢?”“我怎么做才可以对大家都好呢?”“下次要注意哪些问题呢?”

你或许发现了，和自己说话的时候，一定要自问自答未知的事情，而不是要自问自答已知的事情。已知的事情已经导致了情绪上的不快乐，而未知的事情自己可以去想象，可以去调理，在这个过程之中，会让自己预见到更多的后果。那么，当有一天真的面临糟糕的现实的时候，也早在意料之中，而不是意料之外的，这样便不会受到太大的打击而出现情绪过度波动，从而影响身体的健康。

因为情绪而造成的皮肤问题真的很麻烦，而皮肤问题又是女性朋友最关注的问题，因为皮肤的疾病直接影响到女人的容颜，不由得女人不重视。

再苦也要笑一笑

既然这样，不妨就别再说自己的苦闷无处开脱，不妨就少些抱怨，不妨就放开自己的心胸，学着笑起来，学着快乐起来，学着去体会一些没有缘由的快乐。当困难到来的时候，当失败到来的时候，时时处处地不要忘了，对自己笑笑，用笑容去带动心情，是治愈一切忧伤的良药。

暗生痤疮，不要忙着用药，一定要注意清淡，清淡自己的饮食，也清淡自己的心灵。一个心底平静的女人，无论遇到什么样的波折，都能够平衡自己的心态。其实，面部的光洁，就在这“清淡”两个字之间。正在闹情绪的女性朋友，静下心来，品一品吧！

多愁善感早生华发

我国古时候就有“笑一笑十年少，愁一愁白了头”的说法。当初伍子胥过昭关一夜之间愁白了头发，可见忧愁对于头发确实没什么好处，弄不好便会早生华发。

在东方人的头发里有一种黑色素颗粒，长期多愁善感，尤其是突然间的思虑过度，会致使头部的某些血管痉挛，不能为头发正常地输送营养，导致头发营养不良，使黑色素的合成受到阻碍，而黑色素减少直接导致了白头发的产生。

多愁善感，是指思想空虚、感情脆弱的人，长期的忧愁和伤感。许多女性，尤其是年轻女性都具有这种心理特征。一些受感情困扰的女性还经常会由于过度的思虑而导致神经的兴奋与抑制失调，对刺激极为敏感，也极容易产生消极情绪。继而，又会出现惧怕与人相处、个性偏激、态度消极等后果，早生华发的现象，当然也时有发生。

一头秀发突然出现了不和谐的白色，相信未到衰老年龄的女性没有哪一个能受得了。解决的方法不是没有，不过还是得从情绪入手才行。

首先要强化一下自我认识，树立自信心，正视自己的优缺点，放松自己的神经，用平常心去对待平常的生活。

每当自己又无缘无故地生出愁肠的时候，最好是到户外走一走，接触一下大自然的新鲜空气和美丽的风景。约几个好朋友去开心一下，也会使忧郁的情绪被挤掉。

尝试着去学习一种新的体育运动，自己以前没有学过的，用心地去进行学习与练习，也会使愁绪被远远地抛开。

洗个热水澡也不错，痛痛快快洗个热水澡，然后把自己装扮一新，对着镜子欣赏一下自己精心打扮出来的妆容，然后配一身充满活力的服装，戴上你最喜欢的耳饰与帽子，走出家门，到外面去逛逛吧。或者无意间买几样自己喜欢的小饰物，去冷饮店品一杯清爽的饮品，都会让自己的心情有一个好的变化。

如果自己的性格本身比较安静，不喜欢这样张扬着去排解自己的忧伤，也可以耐心地整理一下自己的旧物，让自己重回到过去的时光里，回味那个时光里的一些趣事，比如，每一张照片过去的故事、每一份礼物背后的友情，这会让你增加自我欣赏的程度，甚至会让你想起很多自己曾经荒弃的理想，这个时候，你会变得重新有动力，而那些忧伤，已经变得微不足道了。

其实去看场电影也是很好的方法，尤其是去看一场喜剧电影，笑一笑，十年少，让自己随着剧情尽情地大笑，不用掩饰自己的情绪，这样会让你舒服很多。

如果受到了突然的心理打击，则没有必要非得躲避忧伤，完全可以尽情地大哭一场。心理学家曾说过："眼泪能让脾气变得柔和。"所以，哭是一种很好的发泄，能够缓解感情上的压力。

除了哭泣以外，发泄的方法还有很多，每个人都有不同的方法，但是一定要记住，无论怎样发泄，都以不伤害自己、不伤害他人、不危害社会为前提。无论在任何时候，都不要失去理智。

多愁善感是很多女性的标志性格，这种性格在很多时候会影响到与人交往过程中的正确状态，所以难免会产生挫败感，甚至产生不平情绪，越发对外界产生排斥心理。头发变白事小，如果产生心理疾病，问题就比较严重了。

所以，不要任由着自己学习林黛玉的悲悲切切，还是要让自己的心随着年龄一起年轻起来，该唱就唱，该笑就笑，要有几个朋友，要与朋友有许许多多令你们兴高采烈的话题。心情不好的时候，要学会释放，要学会让其他的事物将伤感击退。

最重要的还在于，要相信自己，但也要正视自己，不要过于高估自己。如果心中的自己高于实际上的自己，那么烦恼会更多，挫败感会更强，所以，不要把自己框在一个不属于自己的模子里，只要做自己就好，不要强迫自己。

头发是女性朋友所注重的美丽内容之一，各种漂亮的发型让女性朋友增添了不少美丽，虽然现在有各种各样的染发手段能够随意改变头发的颜色，但是再改变也不可能改变发根，没有几天，新的头发还是会长出来，忧郁还是会写在头发上。所以，还是尽快地从根源上制止白头发的产生吧。

暴脾气让你变身“黑面神”

谁也不想脾气不好，可是偏偏有些人，有些事让自己不得不发这暴脾气，有的时候自己就忍不住，突然地就发泄一通。

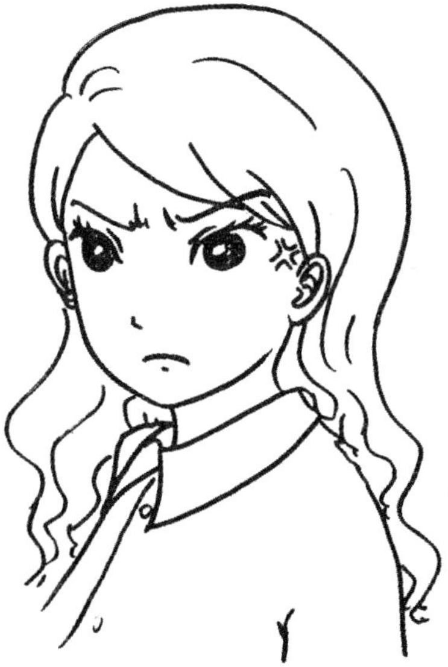

有心理负担的时候，发泄确实是一种好的方法，但是疯狂地发脾气可不是什么好方法。因为这只能使人的火气越来越大，还会影响甚至侵犯到别人的生活甚至尊严。许多已婚女性就是由于形成了习惯性的“河东狮吼”，最终使得夫妻关系恶化，失去了自己的家庭。

抛开这些深层次的后果不谈，单从美容的方面来讲，暴躁的脾气对于你的美丽也造成了很大的影响。

你也许一直困惑，过去自己也是皮肤白皙、清丽可人的女子，为什么近年来脸色越来越暗、越来越黑呢？

其实，这恰恰是你的暴脾气造成的。人在情绪突然发生巨大变化时，脑垂体会持续分泌一种促黑激素，这种激素会促使皮肤细胞中的黑色素过多地形成并堆积起来，从而使人的面色发黑、暗淡。

所以说，暴脾气的女人为了改变这种对人不利对己也不利的后果，还是要把脾气改改得好。

暴脾气的解决之道

一般情况下，脾气暴躁的原因首先就是自我定位的问题。把自己看得太过完美，觉得别人无法理解自己的意图，甚至打击自己的意图，当这种想法出现的时候，就忍不住火气蹿上头顶。还有一种原因是个人的生活及工作压力太大，或者突然面临着新的挑战，这个时候人的精神抵抗力脆弱，所以很有可能出现“点火就着”的暴脾气。

避免脾气的暴发也不是没有办法，不过需要个人付出很大的努力和克制才行。

在平静的时候，要找到自己最近脾气暴躁的原因，并综合地考虑一下自己的暴脾气给周围的亲人和朋友带来的压力，要知道，其实亲人和朋友愿意接受的是你的倾诉，而不是你的暴脾气。因为他们认为自己有安慰、帮助你的义务，而你却没有权利认为自己能赋予他们做你的出气筒的义务。

曾经有人说，把痛苦与你最亲密的人分担，那么痛苦便减少了一半；把幸福与你最亲密的人分享，那么幸福会增加一倍。所以，当你的坏脾气来临的时候，你应该知道，你面前的亲人和朋友是你倾诉的最好对象，他们会聆听你的委屈，让你的暴脾气在倾诉中熄火。而你断然不能把火气向他们释放，因为这对他们来说太不公平，甚至会让你失去亲人和朋友。

当愤怒来临的时候，你最好先克制住自己，用最大的克制使自己离开让你发火的现场。你可以走到户外去坐一会儿，也可以到阅览室去读书，还可以到另一个房间去看看轻松的电视节目，甚至可以去逗弄你的小宠物。这种转移自己注意力的方法对于解决暴脾气有很好的效果。

还有一种最好的方法，就是用笔记录自己的心理状态，你甚至可以把自己刚刚以为受到严重打击的事情糅合成一个故事，赋予一个主人公，让这个主人公具备这样的性格，等你的故事写完，你会觉得这个主人公的脾气让自己都透不过气来，等你写完了，也会觉得发脾气不是一件好事情，这会让你更加深刻地认识到这一点。

改变心情，比什么都重要

打开自己的心，其实一切都很简单。善待自己，善待他人，凡事能够多为他人着想，能够站在他人的角度上看问题，会让你自己的心也变得开阔起来。

没事的时候，常常和家人一起享受一下生活的乐趣，让彼此间的心贴得更近，当自己和家人之间的关系更加亲密时，有许多事情便会变得更加宽容，不再斤斤计较，坏脾气自然也会好了很多。

没有一个女人喜欢每天阴暗着脸，黑着一张面孔，让人望而生畏，谁都喜欢让自己容光焕发，白里透红，与众不同。不要总是从环境方面找原因，不要总是强求化妆品为你改变这一切；自己造成的后果，还是要自己解决为好，改变一下自己的心情，比什么都重要。

对于没有因此而黑面的女性朋友，也要以此为戒，千万不要让自己掉进暴脾气的黑面误区。人活着什么最重要？什么才是最真实、最持久的美丽秘方？答案很简单，那就是好心情。有好的情绪，比什么秘方都有效。

烦躁惹来大大的熊猫眼

现代社会生活工作节奏快，很多人没有意识到释放压力的重要性，久而久之，心事越来越多，精神负担越来越重，整个人都会处于一种烦躁的情绪之中。

烦躁的情绪会使人心神不宁、夜不能寐，造成失眠的后果，而失眠给人带来的第一个明显的影响就是黑眼圈，也就是我们通常说的“熊猫眼”。这是什么原因呢？

人在心情不好的时候，身体的免疫力会大大降低，皮肤的血液循环功能也会随之降低，这就容易造成皮肤变暗、干燥等现象。

人的皮肤新陈代谢最活跃的时间是在夜间 10 点到 12 点之

间，在这个时间段内，皮肤会分泌一种保护皮肤的物质，它能增加皮肤的光泽和弹性。如果睡眠不好，这种分泌物就会少，甚至没有，这样皮肤的血流就会变慢，血量就会减少，皮肤的颜色也就会变深。

黑眼圈就是在这个时候形成的，皮肤内的血液流得不顺畅，血液淤塞在眼周的皮肤内，导致眼周皮肤的颜色变深，就形成了黑眼圈。

有效消除黑眼圈的几种方案

如果遭遇了因烦躁影响睡眠而形成的黑眼圈，在治疗黑眼圈的同时，还必须调整一下情绪才行，因为外部的治疗只能减轻一时的症状，却不可能长期地解决问题。

睡前、起床后，让眼部皮肤受到一些温度适中的热敷，会促进眼周皮肤的血液循环，使血液流通加速，皮肤的颜色就会减轻，黑眼圈的症状就会随之减弱。做这个步骤时，要将双手搓热盖在眼周，或者将毛巾在热水中浸过后稍凉再敷在眼周，或者用纱布包一个煮鸡蛋在眼周滚动也可以起到这个效果。

在情绪上，则需要进行全面的调整才行。

首先你要考虑清楚，凡事不要急躁，没有人能在一天之内解决所有的人生困扰，所有的事情都需要一步一步来，烦躁起不到一点有益的作用。

说服自己凡事不能急躁，但也不能转换成今日可以休息的意思，今天的事情今天一定要做，否则终有一天会积聚一大堆的事情，让你焦头烂额。

与人相处，要谦恭有礼，不要总觉得别人不如自己，不要总是对别人挑剔，或者动辄指责，好像自己从来不会犯错一样。当别人遇到困难的时候，要尽力去帮助，在这个过程中，你会感受到助人为乐的乐趣，也会收获更多的友谊。

找到自己最大的乐趣，找出一件自己最愿意做的，需要长期坚持的事情，然后每天去做，这件事情会成为以后的日子里，给大脑减压的主要途径。

走出家门的时候，一定要把自己打扮得整整齐齐，在任何人面前都做一个充满活力的自己，这样可以让自己增加自信。

遇到挫折的时候，不要怕，勇敢地迎头赶上，困难像弹簧，你弱它就强，只有不被它吓倒，就不会被它击垮。

没事的时候也不妨做做白日梦，有一点痴心妄想。人的心里总有对最美好的事物的向往，虽然得不到，但是在想象的过程中，也会获得一种愉悦的放松。

让自己开心起来

谁也不想每天见到人的时候青着个眼眶，谁也不想被人说是“熊猫眼”，如果你睡不好，同时发现自己睡不好和心情有关，那么你就必须努力地去改变自己的心情，让自己开心起来，高兴起来，让烦恼躲起来，不，是让烦恼彻底溜走。这样，你才能走入正常的工作和学习乃至正常的生活状态之中。

眼波流转、顾盼生辉。而眼周大大的一圈黑是无论如何也不能让眼神达到这种效果的，这种苦恼对爱美的女人来说，怕是比其他的困难更可怕吧？

如果你真的不想让结局这么惨，那就赶快行动起来，赶快抛开那些困扰着你的烦躁情绪，阳光灿烂地笑一下吧，然后开开心心地去工作、去生活。到了晚上，卸去脸上的妆容，美美地洗上一个热水澡，然后，舒服舒服地到床上去睡吧。

别忘了，醒来的时候一定要笑笑。信不信由你，然后，你就去照照镜子看看，昨天还在困扰你的黑眼圈已经没有了！

情绪紧张也会招惹疾病

人的精神若长期处于紧张状态，会导致生理功能紊乱，甚至产生疾病，更能影响人的容貌。这是因为紧张的不良情绪会导致皱纹增加，面部色素沉着，加重痤疮、皮炎、疱疹等皮肤疾病，使人的皮肤进入彻底的混乱状态。

一个皮肤完全错乱的女人，会面临怎样一种近乎疯狂的恐惧，每一个爱美的女人都能设身处地地想象出来，都可能感知到那种焦急甚至绝望，而这种焦急或者绝望却会更进一步地使已经存在的错乱恶化，造成恶性循环。

其实，皮肤是人身体的第一道防线，人的喜、怒、哀、乐都会写在脸上，而紧张的情绪给人带来的皮肤问题更是显而易见。

社会激烈的竞争难免会给人带来紧张和压力，虽然适度的紧张会促使人们更有效地解决问题，但是过度的紧张却会起到相反的作用。想要改变这种现状，是急不得的，越急情况越糟，如果盲目地用药，会造成不可挽回的后果。所以，最好的方法还是内外兼治，到医生那里，配合医生的专业方法进行治疗。同时，调整自己的情绪，消除自己的紧张情绪，把自己从紧张状态中解脱出来，这样才能保证根治自己的皮肤问题。

对现代人来说，在日常工作和生活中，最有效的方法就是不要对自己要求过高，不要过于争强好胜，事事务求完美。在给自己制定目标的时候，一定要结合自己的能力和精力去进行整体考虑，并为长远打算，不要在意眼前的得失，不要以别人的说法作为对自己的评价。另外，还要注意劳逸结合，合理安排自己的时间，不要从早到晚地工作，也不要从早到晚地娱乐，有张有弛地生活，才是适度有效的生活。

对于已经出现的紧张情绪，还是要采取自我放松的方法为好。记得多年前，有一部赵本山演的小品《我想有个家》，在小品中，主人公对处于上台前紧张状态中的同伴说："放松，放松，不要紧张。"可是不说还好，这么一说，连主人公自己都说："我叫不紧张。"反而是进入了更加紧张的状态了。

事实上的确如此，在紧张的时候，不能用一种明显的提示语去对待处于紧张状态中的人，更不能用这种提示语来提示紧张中的自己。你可以在紧张的时候想一想，目前来说，什么事情才是最重要的，紧张是否能改变一切；如果不能，而唯一的出路只有做好眼前的事，那么不妨在这个时候，静下心来研究一下如何能把事情做得更好。当你投入自己要做的事情之中的时候，再捎带着思考一下，这件事如果按照自己的方法做下去，最好和最坏的结果都有哪些。这样，当自己得到那个无论成败的结果的时候，都是在自己意料之中，这个时候你只需对自己说一声"我尽力了"便足够了。转回身，便把这件事情放下，再向着一个新的目标，可以继续努力。

爱笑的女人最美丽

笑容是与人沟通的基本表情。只要所处的场合不是避讳笑容的场合，你的笑容最好要时刻写在脸上。

这是因为一个微笑的女人往往是迷人的，不论你的样貌是美还是丑，笑容，都能让你更加引人注目，也更加让人赏心悦目。

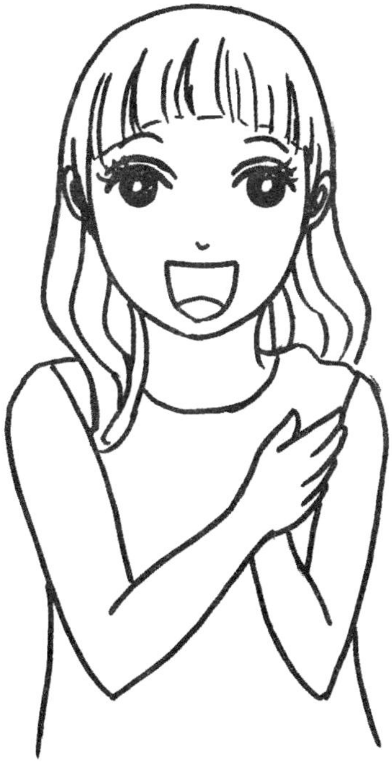

当然，微笑不能笑得花枝乱颤，只要轻扬嘴角，笑不露齿就够了。微笑是由内而外的，由心底而发出的，且绝对不能是一个僵硬的表情。如果把微笑当作一个假面具，那么你的微笑总是会被眼底的一抹忧伤给弄花，不伦不类，反而失去了它的本质。所以说，一个能学会微笑的女人，必定会是一个懂得调节自己情绪的女人。

无论困境或者逆境，女人不哭。用平静的眼光去观察自己所处的境地，理智地去处理问题。兴奋时不手舞足蹈，伤心时不顿足捶胸，贫穷时不怨天恨地，富贵时不目中无人，成功时不得意忘形，失败时不一蹶不振，只一抹微笑始终挂在脸上，从容淡定。中庸无处不在，但是这种中庸却会让人觉得你值得尊重，也值得信赖，会让人觉得你是一个最迷人的女人，无关你的美丑，无关你的年龄。

在家里的时候，多给家人一些温和的笑容，少一些河东狮吼，家人会很乐意和你一起参加家务劳动，还会很乐意地去陪你做你喜欢的事情，一家人其乐融融，这都是笑容带来的好处。

在单位里的时候，无论上司派给你什么样的工作，你只微笑、接受，不要有怨言，因为你知道，对你来说，比争论更能证明自己实力的是成绩，既然你必须要去做，那么你怨声载道地去做和高高兴兴地去做，给上司和同事留下的印象肯定是截然不同的结果。当与人相争时，退一步；当有人相让时，敬一分。微笑是融洽彼此关系的一剂良药，有了这种微笑，绝少人愿意与你为敌，因为你是那么友好，谁能忍心丢弃自己得到的笑容呢？

如果你年轻，那么让灿烂的笑容写在脸上；如果你是成熟女人，那么就让知性的笑容流露出来；如果你人到中年，那么就让你的笑容更加亲切。无论哪一种年龄的微笑女人，都会让人记忆深刻，都会让人心里畅快，都会受人欢迎，都会被人认为有魅力、有气质。

微笑的作用如此巨大，所以现在很多行业都要求从业人员练习微笑，甚至还为一些公众服务行业的从业人员每人配一面检查自己笑容的小镜子，可以说，微笑的魅力已经征服了所有的人。

同样的一句话，你随意地说或苦着脸说，无论如何都难以达到微笑着说的效果，这是因为人的语气绝对是受表情影响的，你有什么样的表情，你的语言就会传递给别人什么样的信息。

有许多赞美之词都赋予了微笑的女人——

“微笑的女人让人拥有美丽的心情。”

“微笑的女人让环境变得更宽松。”

“微笑的女人有着迷人的风采。”

“微笑的女人看上去容颜更年轻。”

“微笑的女人最温柔。”

“微笑的女人最慈爱、最可亲。”

这么多的溢美之词，都表达了人们对女人笑容的肯定，也是在告诉女人，脸上一定要常带些微笑。脸上永远都有微笑的女人，是有魅力、有气质的女人。

宽容是一种财富

我们在生活中所见到的一些气质美女，绝对不会对琐事斤斤计较、小肚鸡肠，否则，她们也不会被我们赞赏。如果她们曾经将这种性格表现出来，她们的形象定会在我们眼里大打折扣。

人总有烦恼的时候，而这种烦恼却又时常和他人有关，在这个时候，是该独自一个人想办法排解烦恼，还是应该揪住他人不放，一定要让他人为自己的烦恼埋单？聪明的女人，应该选择前者，用接下来的时间解决问题，而不是费心思去埋怨。

曾有人说过："一个伟大的人有两颗心，一颗心流血，一颗心宽容。"将人心比人心，人心不是靠武力来征服的，而是靠宽容大度来征服的。所谓"海纳百川，有容乃大"，宽容越大，自己越有转折的余地，这样就避免了动肝火、闹情绪、纠缠于一些小事，便能契机因缘、和谐圆满、笑对人生。

当别人冒犯了你的时候，饶恕别人，就给了别人一次机会，更是给了自己一次机会。因为宽容会使对方信服，化干戈为玉帛，让所有的恩怨淡然如水。

对于别人的短处，你至少应该不去揭露。如果你揭人之短，那就是以短攻短，也就是用自己的不能容人的缺点去进攻别人的短处。如果你谴责别人的短处，那就是以顽济顽，企图用自己的顽固去改变别人的短处，这种人才是最愚蠢的。心中缺少宽容的人是很难以正面形象引人注目的。对于别人的短处，能加以善意的开导才是最好的。在对他人进行开导的时候，一定要注意自己的用词，不要太苛刻，要考虑对方的心理承受能力。

当一些不好的事情发生的时候，自己不要只见到个苗头就揪住不放，一副不挖出幕后真凶誓不罢休的劲头儿。要稳住自己，不动声色，一切如常，如果想证实，也要默默地去证实，不要大张旗鼓；否则，万一最后是你错怪了他人，你将难以收场，这种行为非常令人反感。任何事都应按部就班，懂得以时间换取人心，才能做到包容一切。

当然，宽容并不意味着不分是非，不讲原则，并不等同于姑息纵容。宽容只是针对个人承受能力之内的小事情，一些本可以挥手而过的事情。对于大是大非的问题，还是以坚持原则为主。

许多男人都抱怨女人太不大度，太过计较，与其一味地去埋怨男人，倒不如自己首先大度起来给男人看看。

如果有人不小心把咖啡洒在你新穿的裙子上，那么，在那个知道女人视外表为生命的男人瞪大了眼睛、惊恐万状地等待迎接一次劈头盖脸的怒吼的时候，你可以宽容地对他笑笑，轻声地说："没什么，不要在意，大家都太忙了，我恰巧今天还带了一件衣服，不要紧。"听了这句话，我想那个人恐怕眼睛会瞪得更大，然后，他会回过神来对你表示歉意，再然后，他会记住你，并对你的宽容无法忘怀。如果你平时没有那个"恰巧还带了一件衣服"的习惯，那么你不妨每个季节在办公室里放上一套衣服以备不时之需。虽然不会每天有人把咖啡洒在你的裙子上，但是谁知道还会发生什么意料之外的事情呢，有备无患嘛！

如果你的男友在约会的时候迟到了很久，那么，如果你说的第一句话是“没出什么事吧”，而不是“你怎么现在才来，害我等了你 1 个多小时”，我想，你的男友会觉得更加歉疚，也会在下次如果不得已又不能及时赶来的时候，提前通知你，学会不让你担心。

如果你的老公不小心洗花了你心爱的衣服，那么，如果你说“花就花吧，你又不是故意的”，远比你歇斯底里地把他痛斥得好像让你倾家荡产了似的，更让他懂得疼你。

宽容更是一种财富，它会在时间推移中升值。一个人是否有内涵，身边的人知道。宽容会让你受到大家的认可，并受人尊敬，一个从来都没有传出过女主人的大声喊叫的家庭是受人赞赏的，大家会说：这家的女主人，真好。

女人的气质有数不尽的内容，气质美女脸上的表情是不能刻意做出来的，因为太多的内容来自于内心，比如自信、热情、善良、大度和宽容等。

无论曾经如何，请学会感恩

一个心中有怨言的女人难以做到心底清静，难以修养自己的心性。因此，一个女人如果想提高自己的道德修养，首先就必须抛开纷扰自己的那些杂乱的思绪。而抛开怨恨的唯一方法，就是学会感恩。

也许有人会说，自己受到的伤害太多，受到的关爱却太

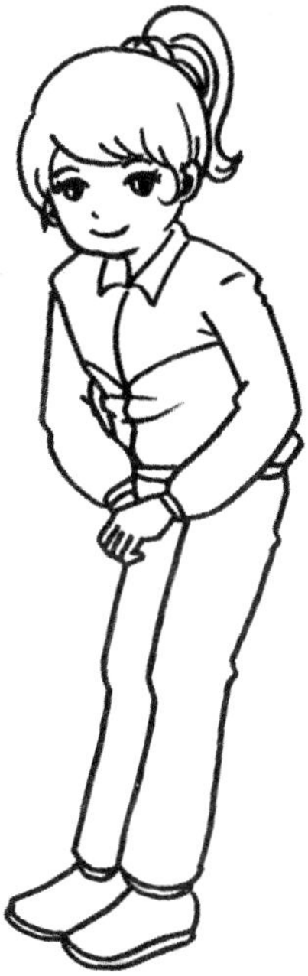

少，自己的心中除了埋怨，丝毫没有发现有什么值得自己感恩的事情。可是，不要忘了一篇作品中所写的：

感激伤害你的人，因为他磨炼了你的心志。

感激欺骗你的人，因为他增进了你的见识。

感激遗弃你的人，因为他教导了你应自立。

感激绊倒你的人，因为他强化了你的能力。

感激斥责你的人，因为他助长了你的智慧。

心中要常怀感恩心，多想他人的好，少想他人的坏。

多想着我亏欠他人的，不要想着他人亏欠我的。

多想着我为他人做了什么，不要想着他人应为我做什么。

是的，受过伤害的人，比别人更懂得坚强；受过欺骗的人，没有人能再这样欺骗他；那些被人遗弃的人，环境逼着他们早早地学会了自立；那些被绊倒的人，为了不被绊倒加强了对自己的锻炼；那些受到斥责的人，在斥责声中学会了坚持，不放弃自己。人这一生中，还有多少怨恨能大过被人欺骗、鞭打、遗弃、伤害？很少很少。如果连这种伤害都可以有一方面让我们去感恩，那么还有什么心结化解不了呢？

多想他人的好，少想他人的坏，多想我的亏欠，少想他人欠我，多想我为他人做的，不要想要求别人为我做，这样才会少些怨言，少些奢求，多些心理的平衡，多些心底的平和。

当别人帮助了你，不要吝惜那句“谢谢”，哪怕别人只是帮你倒过一杯水，哪怕别人只是帮你指过一条路。人的一生中坎坷的路太多，所有帮助过你的人，都是你生命中所遇到的善良的使者，因为他们的存在，这个世界便更加值得你去感恩。

唯有学会对他人感恩，你才能学会感恩于生命，感恩于光阴，感恩于环境，感恩于机遇，感恩于亲情、友情、爱情。这样，你才会变得豁达、变得宽容，才不会觉得现实与理想相差太远，不会觉得受到了不公。

当所得小于付出时，不要急着埋怨，想一想自己哪里还做得不够好。当职位、待遇不如你所愿时，不要急着抱怨，想想自己还有哪些地方不够完善。同事之间，亲人之间，难免磕碰，不要急着仇恨，人与人的相遇本是一场缘，何必为一些小事斤斤计较，伤掉一团和气？

学着关爱与奉献吧。学会带着感恩的心去帮助他人，学会带着感恩的心去回望自己的来路。人生在世，谁都不是只靠一个人在人生的路上前行，谁都不是没有支撑地在人生的长河里游泳。所以，很多事，值得我们感恩。

感谢父母，因为有他们你才有生命，才能享受生命如夏花般的美丽。感谢爱人，因为有他才让你享受到生命之中最美的爱情，让你知道依偎在一个人怀里的那种无法形容的安全感。感谢朋友，因为有他们才使你在每一条路上都有人扶助，让你在每一次黑暗的时候，得到一盏指路的明灯……原来这一场生命中，竟有那么多事需要我们感恩。感激那些伤害你的人，你才能真正获得成功。

甩一甩头，将生命中所有困扰着你的那些怨言甩远，敞开你的心灵，去尝试着感恩。当你开始学会原谅那些伤害你的人的时候，你便迈出了第一步，当你因为自己的意外收获而感激那些伤害你的人时，你才获得了成功。

香港影星肥肥，当年怀孕的时候被郑少秋抛弃，她有恨，恨了很多年，这种恨意使得她在一次公开的场合中当着所有人的面质问郑少秋："当年，你到底有没有爱过我？"郑少秋的那句"很爱很爱你"，让肥肥与郑少秋近 20 年的恩仇全泯。肥肥感恩，她感谢郑少秋给她一个天使般的女儿，她感恩郑少秋在近 20 年的时间里没有让自己的女儿感觉缺少父爱，她感谢郑少秋出现在女儿的毕业典礼上……为了女儿，她感恩。

没有人能否认肥肥是一个豁达的女人，更没有人能否认肥肥是一个有修养的女人。肥肥漂亮吗？不。她甚至没有很多女人梦寐中的一副还算说得过去的身材，但是她没有苦恼，她始终对生活感恩。

一个女人再糟糕，又怎能糟糕过对自己的身材无可奈何？一个女人再不幸，又怎能不幸过在怀孕的时候被丈夫抛弃？可是，肥肥遇到了这么多的事情，她却用一个不完美的自己，活出了完美的人生。如果她不懂得感恩，她又怎么能坚持这么久？

没有一个曾经负过心的男人会如郑少秋般被指责那么久，都是因了大家太爱肥肥，所以才会替她把那些恨释放出来。

也许女人年轻，还有很多的机会可以重新来过，可是当时光如水般流逝，一个女人连年轻都已经不再拥有，那么，难道就一定得去做一个哀叹的女人吗？不是的，每个人的生活中都有自己的不如意，但是重要的是你用什么样的心态去对待生活。你仇恨，生活也会仇恨你；你感恩，生活也会感恩于你。

品肥肥一样的女人，才真正感受到女人的韵味。经历过那么大的伤害，却还依然咽着眼泪把欢笑带给大家，做一个大家眼里笑靥如花的女人。经历了那么大的不幸，却还依然学会了感恩。我们从不怀疑肥肥为什么被那么多人赞赏，我们从不怀疑肥肥为什么受到这么多的拥护，因为在我们心中，肥肥是一个大气、有修养的女人，她懂得谦让与感恩。

感恩，是修养课中的一个必有的内容。女人，无论你处于什么样的年龄，无论你有着什么样的经历，学会感恩，会让你读懂更多的生活，也会让更多的人感受到你的感恩，并向你学会感恩。

请与生活和解

当女人不再年轻，经历了半生的追求，回望来路，对于曾经的那些人、那些事，一定有着数不清的感悟，这些感悟让你在不再年轻时更加懂得生活的意义。

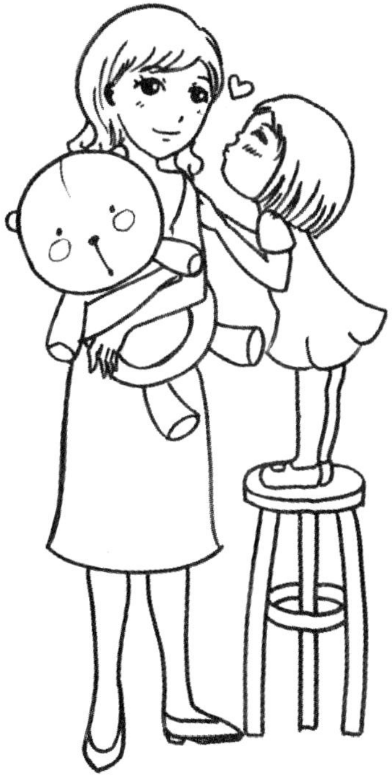

当年，你工作了，做了一名办公室工作人员，从初时的如履薄冰到后来的轻车熟路，很多年，你以一丝不苟著称。你永远也忘不了刚工作时的一次会后，你向会外人员轻描淡写地说出了会议内容，一位年老的同事和你谈心，语重心长地告诉你，任何一种职业，都有其职业道德，而你的职业道德，在于保密。从那以后，你谨记着那位老同事的话，对于自己所涉及的工作，只要没有得到公开的指示，就闭紧自己的嘴，不露一字。

在单位里，你从来不与同事争执，当曾经公开与你做对的同事犯了错误，你没有在老板面前添油加醋，只是轻声地说："其实，也不完全怪他，当时的情况确实太紧急了，他工作很忙，如果耽搁，会误了公司的大事；他犯了一个小错，只是为了不犯大错，也可以多少原谅一下吧。”坚定的老板为你的大度而惊讶，竟真的原谅了他。

其实，在你上小学的时候，曾经有一位男同学很是调皮，而作为班长的你对他忍无可忍，终于有一天抢过他的胳膊，用手指掐起一小块肉使劲儿地用力。你看到那男同学咬着牙泪光盈盈，只是不告饶，那一刻你知道，蛮力不能解决问题。

后来，每一位同事都和你感情颇深，每个人都敬佩你、尊重你、信任你。

孩子小的时候，调皮，你不打他也不骂他，你说淘小子是好样的。当孩子闯祸回家，战战兢兢地告诉你足球砸坏了人家的玻璃，你告诉孩子，男子汉不能躲避，要自己弥补自己的过错，做错了事情要认错，并且要用真诚获得别人的原谅。于是，你陪着孩子量了那家里玻璃的大小，买了玻璃，然后，你和孩子找来纸把玻璃包好。你眼看着孩子拿着玻璃轻轻地敲开那家的房门，对人家说：“叔叔，对不起，我不小心打破了您家的玻璃，这是我和妈妈刚刚买来的，我以后会注意的。”你眼看着那位叔叔摸了摸孩子的头说：“真是个懂事的孩子，叔叔不怪你。”后来，你告诉孩子，母亲不能永远为他弥补过失，下一次，必须靠他自己。

这么多年，你陪先生经历过创业的艰苦，也经历过守业的艰难，当疲累的你躺在床上，你没有怨言。那是因为你能感受到对一个男人来说，女人是一个好伙伴，也是一个好港湾，所以，你不能说，也不能想，你要做他的依靠。

曾经，你生了重病，当丈夫抛下一切来照顾你，当儿子送你一枝火红的玫瑰，当你最终痊愈，你说，生命真好。

岁月总是无痕，当你蓦然回首，翻阅自己许多年走过的路程，你总会想起小时候常给你拿回一串糖葫芦的叔叔，当他前几年生病的时候，你特意回到老家去看望他，叔叔老泪纵横。你也总会想起曾养过的那些花花草草、猫猫狗狗，它们曾经给你清贫的生活带来过无穷的乐趣。你还会常常想起自己曾经常常去读书的那间阅览室，在那里，你遇到了一个戴着眼镜的男孩子，后来，他成了你这一生牵手的人……

如今，一切终于安定下来，你得以坐在桌前，静静地品茶，静静地回味，静静地想起生命中的那许多的感悟。于是你感慨，于是你的心灵受到震撼，你发现人生中有数不清的至纯至真感动着你，是那样刻骨铭心。

你庆幸，庆幸自己在得意时没有失去自我，在失意时没有放弃自己，在贫穷时没有穷掉尊严，在宽裕时没有忘乎所以。你知道自己苦过，也甜过，拼过，也失去过，更得到过。于是你悟出生命需要用真心去演绎，尽心尽力地走好每一步，才会感受到这条路上的一切美丽的风景。

每当你忆起这些，你的脸总会在夕阳下被照耀得格外美丽。你说，生命是一个旅程，不管路途有多远，你都饶有兴味地走，乘兴而行，你才能无悔地面对无常的世事和生命。

许许多多的往事被重新提起，其实，你可以用笔去记录，当那些记录你经历的文字从你的指尖淌出，你会被自己感动。

所以，当你拦不住岁月的脚步，与其悲哀，不如回望来路。生命或者有限，但你的这些感悟会让你更加热爱你的生活，也会使看到它们的人若有所思。

一个对生活永远饱含着信赖的女人，脸上的光彩绝对与众不同。纵然时光流逝，你，永远是别人眼中最有魅力的女人。

让青春为你停留

常见有些女人望着镜中的自己伤悲，当容颜不再年轻，她们不知道自己怎样才能让青春在脸上驻足。

常见有些女人，当大家邀请她参加活动的时候，她说："我都什么岁数了，哪能跟你们去蹦蹦跳跳。"

常见有些女人，当大家热心于学习新知识时，她说："你们年轻人学吧，我现在学什么都晚了。"

在这些女人的心里，年龄成了她们超越一切的最大的拦路虎，于是她们事事退缩，处处冷漠，仿佛这个世界已经与己无关。

实际上，当年龄成为了一个女人的负担，那么这个女人便不可能再拥有吸引人的魅力，更谈不到流露自身的修养，因为一个真正有修养的女人，不会放弃学习，不会失去热情，也不会任由自己老去。

诗人郭小川有一首诗——《不要为年龄发愁》，开始的几句是这样写的：

春天的后面不是秋，
何必为年龄发愁。
只要在秋天里结好你的果子，
又何必在春的面前害羞。

这几句话对所有人来说都是一种劝慰。套用这首诗的表面逻辑，走过了青春的女人就像是秋天的果树，在秋天里收获了累累的硕果，当它面对春天的时候，她没有什么遗憾，因为春天才是一个开始，而它早已经历过收获。在春的面前，秋永远不用自卑，只要自己的枝头曾经挂满过果实，便没有什么可使秋不敢抬头。

一个走过了青春的女人，必然经历过人生的许多曲折，而这些曲折所带给她的感触，远不是那些青春亮丽的年轻人所能感受并理解的。人生中有许多事，不经历，便永远都不会懂得，任何一个年龄都有其积累的经历，而每多走一年，经历便会多一分。

女人不能盯着自己的年龄活着，无论在任何时候，女人不能放弃积累新的知识，不能放弃增长新的见识，不能放弃陶冶自己的情操。

几年前，电视上曾经报道过一位老人，她满头白发，却每天穿漂亮的衣服，梳漂亮的发型。她每天参加社区的活动，和社区的人们一起跳舞，还每天读报学习，甚至去和年轻人一起参加比赛。在她看来，年龄不是障碍，最大的障碍是自己的心灵。回望来路，她说自己没有遗憾，年轻时该做的努力都已经做过，剩下的时间她要尽情地享受自己的生活。

这位老人的精神很值得我们学习。我们比她的年龄小很多很多，我们也经历了很多人生的波折，可是我们为什么就没有这种魄力，就不能放开手脚来享受自己的生活呢？实际上，就是年龄把自己禁锢得太紧，甚至给自己的大脑绷上了一根弦，让自己根本无法向青春重新迈出脚步。倒退一步想，按自己的年龄，在这位老人面前根本还是个孩子，有什么理由说自己不再年轻？

所以，把年龄抛开，把自己从沉默中带出来，去享受一点情调，就算是老夫老妻又怎么样，也可以挽着手出去走走，走路时不要再说："要是被人看到了会笑话。"也可以在闲暇的时候扔下家里的锅碗瓢盆，去饭店里吃一顿晚餐，吃的时候不要再说："这么多钱，够家里半个月的菜钱。"这些话大煞风景，而人生，却偏偏需要风景。

接受别人参加活动的邀请，走入新知识的课堂；闲下来的时候，听听音乐，修剪修剪花草；睡前，读几页小说；醒来，到外面去感受一下早晨的阳光，不论年龄怎样，你都是一个享受着生活的女人，不是吗？

如果你一定要记着自己的年龄，那么，就把那些已经不再适合你年龄的服装从柜子里面拿走，把它送给女儿，或者送给侄女，再把那些你为了找回青春而买的红的、白的化妆品从你的梳妆台上拿走，也送给女儿或者侄女。你选择适合自己年龄的有气质、有品位的衣服，你用适合自己年龄的粉饼和口红，你去理发店做一个适合自己年龄的发型，你选择的一切颜色都要在自己的年龄之内尽量地年轻，但是不要超越限度。

这样，你也可以陶冶自己的情操，也可以与众不同，也可以脱离过去那个怨声载道的自己，将自己的每一天都过得精致，让自己的每一天都过得轻松。

这样的一个女人才应该是你，女人不能让自己没有内涵，不可以让年龄禁锢了自己丰富内涵的脚步，在追求生活质量的路上，没有年龄的差异，所有的女人都一样，要有风度，更要年轻。